中国医学临床百家

唐健雄　李绍杰 / 主编

疝与腹壁外科焦点和热点

唐健雄 2023 观点

U0349604

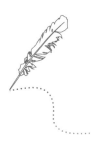

科学技术文献出版社
SCIENTIFIC AND TECHNICAL DOCUMENTATION PRESS

·北京·

图书在版编目（CIP）数据

疝与腹壁外科焦点和热点唐健雄2023观点 / 唐健雄，李绍杰主编. —北京：科学技术文献出版社，2022.11（2024.3重印）

ISBN 978-7-5189-7614-0

Ⅰ.①疝…　Ⅱ.①唐…　②李…　Ⅲ.①疝—腹腔疾病—外科学②腹壁—腹腔疾病—外科学　Ⅳ.① R656

中国版本图书馆 CIP 数据核字（2020）第 268016 号

疝与腹壁外科焦点和热点唐健雄2023观点

策划编辑：彭　玉　　责任编辑：彭　玉　　责任校对：张　微　　责任出版：张志平

出 版 者	科学技术文献出版社
地 　　址	北京市复兴路15号　邮编　100038
编 务 部	(010) 58882938，58882087（传真）
发 行 部	(010) 58882868，58882870（传真）
邮 购 部	(010) 58882873
官 方 网 址	www.stdp.com.cn
发 行 者	科学技术文献出版社发行　全国各地新华书店经销
印 刷 者	北京虎彩文化传播有限公司
版 　　次	2022 年 11 月第 1 版　2024 年 3 月第 2 次印刷
开 　　本	710×1000　1/16
字 　　数	188千
印 　　张	20.5　彩插4面
书 　　号	ISBN 978-7-5189-7614-0
定 　　价	158.00元

编委会
Editorial Board

陆朝阳（哈尔滨医科大学附属第一医院）

闵　凯（武汉市第一医院）

邱轶伟（天津医科大学总医院）

任　峰（中南大学湘雅二医院）

赛米·赛麦提（新疆维吾尔自治区人民医院）

商玉环（首都医科大学附属北京朝阳医院）

申英末（首都医科大学附属北京朝阳医院）

宋致成（复旦大学附属华东医院）

唐健雄（复旦大学附属华东医院）

汪　雪（成都市第五人民医院）

王　帆（首都医科大学附属北京朝阳医院）

王　平（浙江大学医学院附属杭州市第一人民医院）

吴立胜（中国科学技术大学附属第一医院）

谢　熠（南昌大学第一附属医院）

徐　徕（北京协和医院）

阎立昆（陕西省人民医院）

杨慧琪（首都医科大学附属北京朝阳医院）

杨媛媛（福建医科大学附属协和医院）

杨子昂（复旦大学附属中山医院）

姚琪远（复旦大学附属华山医院）

张光永（山东第一医科大学第一附属医院）

张俊松（中国科学技术大学附属第一医院）

周建平（中南大学湘雅二医院）

周太成（中山大学附属第六医院）

序
Preface

韩启德

  欧洲文艺复兴后，以维萨利发表《人体构造》为标志，现代医学不断发展，特别是从 19 世纪末开始，随着科学技术成果大量应用于医学，现代医学发展日新月异，发生了根本性的变化。

  在过去的一个世纪里，我国现代化进程加快，现代医学也急起直追。但由于启程晚，经济社会发展落后，在相当长的时期里，我国的现代医学远远落后于发达国家。记得 20 世纪 50 年代，我虽然生活在上海这个最发达的城市里，但是母亲做子宫切除术还要到全市最高级的医院才能完成；我患猩红热继发严重风湿性心包炎，只在最严重昏迷时用过一点青霉素。20世纪60—70年代，我从上海第一医学院毕业后到陕西农村基层工作，在很多时候还只能靠"一根针，一把草"治病。但是改革开放仅仅40多年，我国现代医学的发展水平已经接近发达国家。可以说，世界上所有先进的诊疗方法，中国的医师都能做，有的还做得更好。更为可喜的是，近年来我国医学界开始取得越来越多的原创性成果，在某些点上已经处于世界领先地位。中国医师已经不再盲从发达国家的疾病诊疗指南，而能根据我们自己的经验和发现，根据我国自己的实际情况制定临床标准和规范。我们越来越有自己的东西了。

要把我们"自己的东西"扩展开来，要获得越来越多"自己的东西"，就必须加强学术交流。我们一直非常重视与国外的学术交流，第一时间掌握国外学术动向，越来越多地参与国际学术会议，有了"自己的东西"也总是要在国外著名刊物去发表。但与此同时，我们更需要重视国内的学术交流，第一时间把自己的创新成果和可贵的经验传播给国内同行，不仅为加强学术互动，促进学术发展，更为学术成果的推广和应用，推动我国医学事业发展。

　　我国医学发展很不平衡，经济发达地区与落后地区之间差别巨大，先进医疗技术往往只有在大城市、大医院才能开展。在这种情况下，更需要采取有效方式，把现代医学的最新进展以及我国自己的研究成果和先进经验广泛传播开去。

　　基于以上考虑，科学技术文献出版社精心策划出版《中国医学临床百家》丛书。每本书涵盖一种或一类疾病，由该疾病领域领军专家撰写，重点介绍学术发展历史和最新研究进展，并提供具体临床实践指导。临床疾病上千种，丛书拟以每年百种以上规模持续出版，高时效性地整体展示我国临床研究和实践的最高水平，不能不说是一个重大和艰难的任务。

　　我浏览了丛书中已经完稿的几本书，感觉都写得很好，既全面阐述有关疾病的基本知识及其来龙去脉，又介绍疾病的最新进展，包括笔者本人及其团队的创新性观点和临床经验，学风严谨，内容深入浅出。相信每一本都保持这样质量的书定会受到医学界的欢迎，成为我国又一项成功的优秀出版工程。

　　《中国医学临床百家》丛书出版工程的启动，是我国现代医学百年进步的标志，也必将对我国临床医学发展起到积极的推动作用。衷心希望《中国医学临床百家》丛书的出版取得圆满成功！

　　是为序。

主编简介 1

唐健雄，研究生导师，Ⅱ级教授。复旦大学上海医学院外科学系副系主任，复旦大学附属华东医院大外科主任医师、学科带头人，享受国务院特殊津贴。

1982年12月毕业于上海第一医学院（复旦大学上海医学院前身）医疗系，获医学博士学位，后一直在复旦大学附属华东医院普外科从事疝与腹壁外科、胆道—胰腺外科工作。1992—1993年美国耶鲁大学医学院耶鲁纽黑文医院（微创外科专业）、美国哥伦比亚大学医学院（纽约）（肿瘤专业）访问学者。曾数次赴美国、比利时、新加坡、法国、德国、荷兰等地的疝和腹壁外科中心进行专业学习。上海市静安区第四批领军人才。

现任中华医学会外科学分会常务委员、疝与腹壁外科学组组长，中国医师协会外科医师分会疝和腹壁外科学组副组长、机器人外科学组委员，上海市医学会普外科分会委员、疝和腹壁外科学组组长，中国医疗保健国际交流促进会理事、临床实用技术分会副主任委员，中国研究型医院学会普通外科学专业委员会委员，中国医学装备协会外科医学装备分会常务委员、外科缝合与修复材料装备学组组长、腔镜与微创技术分会常务委员、智能医学装备分会常务委员，中国人体健康科技促进会疝与腹壁外科专业委员会名誉主任委员，中华医学会杂志社中华疝与腹壁外科专科能力提升项目专家委员会主任委员，欧美同学会·中国留学人员联谊会医师协会委员、副秘书长，国际内镜疝学会（IEHS）委员、中国分会荣誉主席，亚太疝协会（APHS）终身会员，美国疝学会（AHS）会员，欧洲疝学会 (EHS) 会员，美国腹腔镜内镜外科医师协会 (SLS) 会员。

担任《中华疝和腹壁外科杂志（电子版）》总编辑，《腹腔镜外科杂志》、*International Journal of Abdominal Wall and Hernia Surgery* 副总编辑，《中国实用外科杂志》《中华普外科手术学杂志（电子版）》常务编委，《中华外科杂志》《中华普通外科杂志》《中华消化外科杂志》《上海医学杂志》《外科理论与实践》《临床外科杂志》《国际外科学杂志》《外科学年鉴（中文版）》（*Annals of Surgery*）等编委。

主编简介 2

Author introduction

李绍杰，医学博士，副主任医师，硕士研究生导师，复旦大学附属华东医院普外科行政副主任。

2008年6月毕业于复旦大学上海医学院（原上海第一医科大学）临床医学七年制专业，后一直供职于复旦大学附属华东医院普外科、疝和腹壁疾病治疗与培训中心，师从我国疝与腹壁外科奠基人之一唐健雄教授。工作期间攻读外科学博士并于2020年6年取得博士学位。2011—2018年先后在德国亚琛工业大学附属医院及美国佛罗里达医院担任访问学者。在疝与腹壁外科领域及胃食管反流性疾病、减重与代谢性疾病、胃肠道肿瘤等的微创外科治疗上有所建树，对疝与腹壁外科各类急症、重症、疑难杂症的处理及微创治疗在业内具有影响力。

现任中华医学会外科学分会疝与腹壁外科学组秘书，中国医师协会外科医师分会疝和腹壁外科医师委员会青年委员，全国卫生产业企业管理协会疝和腹壁外科产业及临床研究分会腹腔镜与微创学组副主任委员、第三十一学组副组长（兼任）、日间手术与分级诊疗专业组委员、食道裂孔疝与食道反流专业组委员、质量控制与并发症防治学组委员，中国医疗保健国际交流促进会健康科普分会疝外科健康促进学组常务委员、造口旁疝修复学组委员、腹壁修复与重建外科学组委员，中国人体健康科技促进会疝与腹壁外科专业委员会常务委员，国际内镜疝学会委员，上海市医学会普外科分会青年委员、微创外科学组委员，中国中西医结合学会普通外科专业委员会胃食管反流病专家委员会委员，中国康复医学会减重与代谢康复专业委员会减重科普学组委员。

主要设计并参与《疝补片不良事件监测哨点医院项目》《全国腹股沟疝临床质量控制项目》等与疝病管理相关的研究。同时任《中国实用外科杂志》攀登计划成员及青年编委，《中华消化外科杂志》菁英会成员及青年编委，《中华疝和腹壁外科杂志（电子版）》青年编委。目前承担或参与 10 余项国家级及省部级课题研究，主要研究方向为腹壁修复新材料、腹壁衰老机制的研究等。

前　言
Foreworol

虽然我国疝与腹壁外科领域在国际上起步较晚，但经过 20 多年的发展取得了令人瞩目的成就。著名的《柳叶刀》杂志在评价全球 218 个国家对腹股沟疝的可及性治疗的 25 年跟踪调查报告中，给予中国 99 分和 100 分的高分，奠定了我国该领域在国际上的先进水平。但同时我们也应该清醒地认识到自身的不足：我国幅员辽阔，腹壁疝患者人数众多，医疗资源分布不均衡，各地疝与腹壁外科发展极不平衡，大部分腹壁疝手术是在基层医院开展，而很多基层医院在手术规范化和质量控制方面仍存在一系列问题。本书邀请国内相关领域知名专家，从疾病的诊断、手术指征的把握、手术方式的合理运用、手术并发症的处理等方面进行详细介绍，以期给我国从事疝与腹壁外科领域的外科医生明确一个科学有效的疾病诊疗标准，从而更加有利于腹壁疝诊疗过程的规范化和科学化。

本书主要着重于腹股沟疝、腹壁疝、造口旁疝这三类常见的腹壁疝疾病，邀请国内多名疝与腹壁外科的知名专家结合自身多年的临床经验进行撰写，其中既有对腹壁疝疾病病因及生理解剖的再了解，又有目前临床上治疗腹壁疝的主流手术方式相关介绍，同时对比较热门的新技术、新方法也有所涉及。例如，腹股沟疝篇，首先对《成人腹股沟疝诊断和治疗指南（2018年版）》进行解读，然后是对腹股沟疝的生理解剖及病因的再认识，最后是对高发人群的时机把握及最常见腹股沟疝术后并发症的识别及处理等。腹壁疝篇，在对《腹壁切口疝诊断和治疗指南（2018年版）》更新内容进行解读后，在腹壁生理解剖层次的认知、切口疝的分型等基础领域进行深入阐述，并在治疗腹壁切口疝方面，针对目前临床上常见的开放和腹腔镜技术进行介绍，同时对目前比较热门的组织结构分离技术、肉毒杆菌毒素注射技术及杂交技术等都进行一一讲解。造口旁疝篇，针对造口旁疝这类疾病的特殊性，对造口疝的分型进行介绍，随后对肠造口功能、腹腔镜下修补术的原则、肠造口的预防作用及造口护理师的随访作用等进行详细阐述。

本书主要适用于从事疝与腹壁外科工作的专科医生，同时临床工作涉及疝与腹壁外科领域的医生也可在本书中获得相应的经验及知识。撰写过程中各位专家以目前国内外最新指南为依据，结合自身多年的临床经验，查阅最新国内外相关文献，认真完成了相关篇章的撰写工作，在此表示感谢。

本次编写过程中有幸邀请到国内各大医院疝和腹壁外科领域知名专家，他们在繁忙的工作之中抽空撰写相应章节，将自己多年的临床经验加以总结，不吝赐教，希望能够对我国疝与腹壁外科领域的专科医生起到教示的作用，同时也得到了中华医学会疝与腹壁外科学组的支持，在此表示由衷的感谢。

限于我们的学识和水平，加之时间仓促，不足之处在所难免，在此也特别恳请各位读者加以批评指正，预致谢意。

唐建雄

目 录
Contents

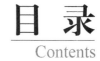

第二篇　腹壁疝

第三篇 造口旁疝

第一篇

腹股沟疝

《成人腹股沟疝诊断和治疗指南（2018年版）》制定的必要性

　　为进一步提高我国疝病的诊疗水平，中华医学会外科学分会疝与腹壁外科学组在 2001 年根据我国疝和腹壁外科发展情况，邀请了全国近百位专家制订了我国首个《成人腹股沟疝、股疝诊疗方案（草案）》，2003 年又对其进行了修订。此后，经过近 10 年的经验总结和数据积累，同时参考了《欧洲成人腹股沟疝诊疗指南》，在 2012 年更新并制定了更为完善的指南，即《成人腹股沟疝诊疗指南（2012 年版）》。两年后即 2014 年对其进行了一次修改升级，出台了《成人腹股沟疝诊疗指南（2014 年版）》。

　　此后的 4 年间未再对《成人腹股沟疝诊疗指南（2014 年版）》进行修改，一个原因是：2014 年后我国疝病外科领域的发展非常迅速，无张力修补手术（尤其是腔镜腹股沟疝修补术）的普及、手术量的迅速增长，以及手术的规范化培训，为指南的更新积累一定的数据；另一个原因是：欧洲更新了《欧洲成人腹股沟疝诊疗指南（2014 年版）》，同时我国也出台了《腹股沟疝腹腔镜手术规范化操作指南》。因此，国内的疝病外科专家希望在积累更多数据和参考更多国外指南的基础上再开展《成人腹股沟疝诊疗指南（2014 年版）》修订工作。

1.《成人腹股沟疝诊断和治疗指南（2018 年版）》修改更新背景和原则

根据统计，每年全球腹股沟疝手术约有 2000 万例以上，中国目前的手术量约为 150 万例，应该说这是普外科疾病中需要接受手术治疗最多的疾病。为确保手术治疗质量，进一步规范和提高我国腹股沟疝诊断和外科治疗水平，中华医学会外科学分会疝与腹壁外科学组及中国医师协会外科医师分会疝和腹壁外科医师委员会于 2017 年 5 月组织国内 150 余位相关领域专家，在《成人腹股沟疝诊疗指南（2014 年版）》基础上，加以讨论、修订并增加了相关内容，形成《成人腹股沟疝诊断和治疗指南（2018 年版）》。

此次修订的原则是将《成人腹股沟疝诊疗指南（2014 年版）》分成若干段，按段落分配（每位专家组织一个小组，2～3 位专家负责一段），查询近 5 年的国内外文献 5～10 篇，根据查询结果提出更新意见，如有新进展，则进行修订；如没有新的进展，则不对原指南内容进行修改。最后于 2018 年 5 月在长沙进行集体讨论后定稿。因此，《成人腹股沟疝诊断和治疗指南（2018 年版）》

的修订并没有完全更新，只做了部分修改、更新。

2.《成人腹股沟疝诊断和治疗指南（2018 年版）》具体解读

（1）定义

《成人腹股疝诊断和治疗指南（2018 年版）》没有对定义进行修改。"腹股沟疝是指发生在腹股沟区域的腹外疝，即腹腔内的器官或组织通过腹壁上腹股沟区域存在的缺损向体表有凸起的结构。腹壁缺损可以是先天的或后天形成的。典型的腹股沟疝具有疝环（颈）、疝囊、疝内容物和疝被盖等结构。依据解剖学"肌耻骨孔（myopectineal orifice，MPO）"的概念，腹股沟疝包括斜疝、直疝、股疝及较为罕见的股血管前、外侧疝等。但在讨论中涉及了"腹股沟区（inguinal）"，其和目前我国《外科学》腹外疝一节的概念保持一致，即为腹股沟疝（斜疝、直疝），股疝是单列的另一种疝。关于"大腹股沟区（groin）"的概念，groin hernia 的解剖依据是"肌耻骨孔"，其将腹股沟疝和股疝均包括在一起。目前专家组的共识：根据目前国内教科书的情况，暂不做明确的修订。

（2）病因

根据目前对病因的文献查询，专家组认为腹股沟疝的病因仍不清楚，但一些相关因素是医师必须了解的，以便指导治疗和后期康复。因此《成人腹股沟疝诊断和治疗指南（2018 年版）》对

《成人腹股沟疝诊疗指南（2014 年版）》做出了一些修订："产生腹股沟疝的病因尚未完全清楚，但与患者性别、年龄、家族史有关。总体归纳为以下几方面：①腹股沟疝多发于男性、老年人。②先天因素：如鞘状突未闭、腹股沟管发育不良（长度较短、斜度不足）等情况。在遗传基因上虽无确切的证据，但相关研究表明，有腹股沟疝者的后代发病率可增加数倍。③后天因素：机体的生长发育、营养代谢不良，如慢性肝病、腹腔积液、肾病等，以及各种引起腹股沟区域腹壁组织（细胞外基质）胶原代谢或其成分改变，还与长期吸烟、有下腹部手术史等有关"。而将《成人腹股沟疝诊疗指南（2014 年版）》的病理生理部分在分类分型中列出，以求更贴近临床，使医师更容易遵循。

（3）分类与分型

腹股沟疝分类与分型的目的：准确描述病情；选择适宜的治疗方案；比较及评价不同方法的治疗效果。目前国外国内的分类没有新进展，还是按当前的临床分类，即按疝发生的解剖部位（临床最常用）分类。

对于分型，目前国内外已有十余种腹股沟疝的分型。其标准是否恰当仍缺乏广泛临床证据支持，或是否适用现阶段国内的医疗状况？现阶段仍在使用的有国内分型、Gilbert、Nyhus、Bendavid、DRG systems 分型等。现有的分型系统均可以参照，最终的讨论认为《成人腹股沟疝诊断和治疗指南（2018 年版）》仍不做标准推荐。

将病理生理学改变写入分类和分型一节，使其与分类和分型在同一节，能让医师更好地理解腹股沟疝的特殊情况。同时，其也与分类和分型有着密切的关系，可以更好地指导临床工作，尤其是急诊疝的处理，强调疝容积和腹腔高压的问题，希望临床医师对急诊情况要加强警惕，以减少死亡。特别指出的是："对于双侧进入阴囊的疝，治疗时要考虑疝容积还纳后对腹腔内压和机体的影响"。

（4）诊断和鉴别诊断

成人腹股沟疝的诊断并不困难，典型的腹股沟疝一般依据病史、症状和体格检查即可确诊；B超、CT或MRI等影像学只有在诊断不明或有困难时才选择性作为辅助诊断的手段。

《成人腹股沟疝诊断和治疗指南（2018年版）》鉴别诊断部分将可能混淆的一些疾病列出，虽然有些是并不常见的疾病。

该段与《成人腹股沟疝诊疗指南（2014年版）》相比无变动。

（5）治疗指征和禁忌证

《成人腹股沟疝诊断和治疗指南（2018年版）》再次强调，成人腹股沟疝一旦形成尚无自行愈合的可能，手术仍是目前唯一的治愈手段和方法。实际是针对目前仍有的一些论调：局部注射硬化剂可以治愈腹股沟疝。目前全国的外科医师都一致认为："局部注射等非手术方法既缺乏理论依据，也无临床证据支持，不但疗效差，还引起了严重并发症和很高的复发率"。

治疗原则和手术指征：与《成人腹股沟疝诊疗指南（2014

年版）》不同，《成人腹股沟疝诊断和治疗指南（2018年版）》列出了更详细的原则和指征，可以使医师一目了然，有一个明确的概念。①成人男性腹股沟疝患者：一经确诊，应择期进行手术治疗。《成人腹股沟疝诊断和治疗指南（2018年版）》中不再提"观察等待"，是参考了《欧洲腹股沟疝指南（2014年更新版）》，虽然目前该问题仍有争论，但相关数据不支持"观察等待"。②成人女性腹股沟疝患者：虽发病率明显较男性低，但相关证据表明，女性腹股沟疝患者，尤其是股疝，特别是老年女性，更易出现嵌顿和绞窄情况，应尽早行手术治疗。③因年老体弱等原因不能耐受手术者，做好围手术期准备，等待手术；或选择疝带或疝托进行保守治疗。④对于嵌顿性疝，应防止绞窄性疝的发生，视病情行急诊手术。⑤对于复发疝的手术治疗，需要考虑避开前次手术路径所造成的困难，如前次手术为开放手术，复发后再次手术时采用腹腔镜手术入路会更适宜，反之亦然。

《成人腹股沟疝诊断和治疗指南（2018年版）》根据近年来广泛开展的规范化培训，成绩斐然，特别强调了："主刀医师的资质和经验是对疗效评估的一个重要因素"。

手术禁忌证和注意事项：更简洁、明确地列出了以下几点，这样能使外科医师更清晰和严格地去遵守。①择期腹股沟疝手术属清洁伤口（Ⅰ类切口），因此凡手术区域存在感染病灶或全身处于急性感染期应视为手术禁忌证。②须谨慎对待的相对禁忌证及注意事项：《麻醉技术分级管理制度》中所规定的Ⅲ级或以上级别的患者，视为相对禁忌证，应谨慎对待，手术前须进行充分准备。注意事项还包括可能引起腹腔内压增高的因素，如严重腹水、前列腺肥大、便秘和慢性咳嗽等，术前需要进行相应的处理，以减少术后早期复发及其他并发症的发生。③对于双侧进入阴囊的大疝或一侧巨大疝患者，应考虑疝内容物回纳腹腔对腹内压的影响，可采用多学科综合治疗协作组（MDT）模式，预防腹腔间室综合征（abdominal compartment syndrome，ACS）的发生。术后 ACS 以预防为主，MDT 模式不但对预防有很大帮助，对治疗也是非常有利的。

（6）手术医师的资质和培训

仍然强调规范化的培训，培训后需要进行考核。该部分原想写入行政部门的"准入制"，但目前仅有少数省市有"腹腔镜疝修补准入标准"，因此此次修订未明确写入，仅增加了"按医疗行政部门和行业协会的有关培训规定执行"。①腹股沟疝手术医师资质包括需要取得行医资格、完成住院医师培训，还应具有相应的手术培训经历。②腹腔镜手术医师资质需要在上述基础上，完成腹腔镜基础培训及疝专科技能培训，并通过考核。③疝和腹壁外科医师培训应在具有相应资质的培训中心完成。

（7）患者宣教

按"成人腹股沟病诊治质量控制标准（上海标准 - 试运行中）"的要求及国际"持续临床疝病质量改进标准（CCQI）"的有关条款，术前宣教是腹股沟疝手术前的硬性条款，包括向患者及家属进行专业科普教育；强调手术前与患者的沟通，说明手术原理、方法；是否使用修补材料，必须知情同意。出院前的患者教育包括恢复期的注意事项和术后随访时间等。

（8）修补材料

对材料的应用提出了原则性规定，但不涉及各类相似、不同材质的材料。对应用材料后发生的不良反应提出了更详细的处理原则。使用修补材料（假体）的修复手术可减轻术后疼痛，缩短恢复时间，降低疝复发率。①疝修补材料主要为不吸收的网状惰性材料。②修补材料的置入须严格执行无菌原则。对有细菌污染的手术，不推荐使用材料进行修补。③置入的疝修补材料，一旦合并细菌感染，常形成窦道，可经久不愈。需要进行引流，包括行负压封闭引流（vacuum sealing drainage，VSD）或再次手术取出。目前国内上市的各类材料有 100 多种，因此没有列出各种补片的特性。

（9）手术方法

目前对于成人腹股沟疝尚无所谓最佳的"金标准"术式。采用何种方法治疗，应根据患者的情况和医师自身所掌握的技能加以选择。这是《成人腹股沟疝诊断和治疗指南（2018 年版》强调的原则。不对手术方法进行推荐，只介绍各种国内常用的手术和手术的原则性步骤。其选择则是根据：①患者的个体情况。②医师对术式的熟悉情况。③各地医院对补片的招标和备货情况。推荐的手术方法如下。

1）开放手术

组织缝合修补术：也称"经典"手术，如 Bassini、Shouldice、McWay 等式式，操作要点相近。国内更多采用的是 Bassini 术式。

"无张力"修补术：也称使用疝修补材料（假体）的加强修补手术，包括：①加强腹股沟后壁的手术：平片修补（Lichtenstein 术式）手术和网塞 – 平片修补（如 Rutkow、Millikan 术式）手术。②腹膜前间隙（针对"肌耻骨孔"）的加强手术（如 Kugel、Gilbert 术式）。腹膜前修补手术强调间隙的游离，修补材料要放置到位、平整、固定妥当。

2）腹腔镜手术

腹腔镜手术亦是对"肌耻骨孔"区域使用材料修补的腹壁加强手术。腹腔镜手术入路主要有以下 4 种：①全腹膜外修补术（totally extraperitoneal prosthetic，TEP）：不进入腹膜腔，修补材料放置于腹膜前间隙内。②经腹腔腹膜前修补术（transabdominal preperitoneal prosthesis，TAPP）：进入腹腔，修补材料放置于腹膜前间隙，缝合关闭腹膜。③腹腔内修补术（intraperitoneal onlay mesh，IPOM）：不推荐作为腹腔镜手术的首选方法，只建议在一些困难的情况时选择性应用。④经腹部分腹膜外修补术（transabdominal partial extraperitoneal repair，TAPE）：该方法的修补材料须选用防粘连材料。TAPE 术是《成人腹股沟疝诊断和治疗指南（2018 年版）》增加的 1 条。

（10）围手术期处理

1）一般处理

强调了对老年患者的处理原则：①除常规术前检查外，对于老年患者应全面了解其机体状态，如检查心、肺、肝肾功能及血糖水平等。②伴有慢性疾病的老年患者，应在手术前对其危险性加以评估，尤其是对于合并严重呼吸和循环系统疾病患者，应在治疗和处理这些疾病后再行手术。

2）抗生素的使用

抗生素的使用一直是疝外科的争论点，以往认为只要有补片置入，就应该应用抗生素。但近几年的统计数据表明未有感染率的增加，因此《成人腹股沟疝诊断和治疗指南（2018 年版）》写入了：择期腹股沟疝手术属清洁伤口（Ⅰ类切口）手术，不推荐常规预防性应用抗生素。对有感染可能的高危人群，预防性应用抗生素可降低感染发生率，并特别指定了高危人群：高龄、糖尿病、肥胖、消瘦及多次复发疝、化疗或放疗后和其他免疫功能低的腹股沟疝患者。同时，明确提出了高危人群预防性应用抗生素的时机：推荐在切开皮肤前 30 min 至 1 h 开始静脉给药。

3）并发症

将并发症列入《成人腹股沟疝诊断和治疗指南（2018 年版）》的目的：按照质量控制的要求，尽量减少并发症的产生，以及产生并发症后应该如何处理。

早期并发症：包括手术部位的血肿和血清肿、阴囊血肿、阴囊积液、膀胱损伤、输精管损伤、尿潴留、切口疼痛、切口感染等。

晚期并发症：慢性疼痛、精索和睾丸并发症（缺血性睾丸炎、睾丸萎缩等）、迟发性补片感染、补片移位等。

（11）复发和复杂病例

现有的各种手术方法治疗腹股沟疝仍有复发的可能，总体复发率为 1%～2%。《成人腹股沟疝诊断和治疗指南（2018年版）》列出了一些常见的原因，除患者自身的原因外，最重要的原因就是规范化培训和经验积累。疝复发的原因可归纳为手术操作和患者自身两个方面：如手术中疝囊分离不彻底，修补材料放置不到位、固定不妥当，术后血肿、感染等均为复发的因素；患者自身患有胶原代谢障碍、慢性代谢性疾病及腹压增高等也是复发的因素。复杂病例有使用修补材料后感染等复杂情况，如侵蚀周围器官或形成窦道、瘘道等经久不愈者。

为减少复发率和复杂情况发生，《成人腹股沟疝诊断和治疗指南（2018年版）》推荐的对策是建立疝病专科、更规范地治疗患者。

3.《成人腹股沟疝诊断和治疗指南（2018年版）》制定的必要性

腹股沟疝是外科常见病、多发病，腹股沟疝修补术也经历了数百年的演变，从早期的传统缝合修补手术到 20 世纪后期逐渐兴起的无张力疝修补手术，从治疗效果来说有了质的飞跃。20 世纪 90 年代末，疝和腹壁外科的材料修补技术开始在我国落地生根，并在 20 年间快速发展，从疾病的基础研究、建立疾病诊疗指南、手术方法、材料学进展到数据的积累与统计、疗效结果评价等方面形成了一套相对完整的体系，在国际疝和腹壁外科领域也声名鹊起。《成人腹股沟疝诊断和治疗指南（2018 年版）》对新时期我国腹股沟疝诊疗提出了更高、更细致的要求。

在大量规范化培训和学术活动的指引下，我国腹股沟疝的治疗有了很大提升，尤其是手术数量有大幅增加。2019 年以来每年我国的成人腹股沟疝手术（无张力疝修补术）已上升到约 150 万例，我国的成人腹股沟疝患者接受手术治疗的量已位居世界第一。《柳叶刀》杂志就中国在腹股沟疝的诊断和治疗方面在 2018 年及 2019 年分别给予了 99 分和 100 分的高分，远超许多发达国家。其评论为"考虑到腹股沟疝的治疗主要依靠手术，而中国的患者众多，手术量巨大，医师的手术能力普遍不弱，这是中国在这一项上表现不俗的原因"。

通过近几年的国际学术交流，我国外科医师施行各类腹壁疝手术的质量已逐步达到国际先进水平，无论是开放式手术还是腹腔镜手术都能熟练完成。机器人疝修补手术在中国开展的时间是 2010 年，在疝与腹壁外科领域的应用也是逐年增加，并将日益广泛。

但是目前，我国腹股沟疝诊治发展水平极不均衡，在北京及上海、广州等东南部沿海经济相对发达地区，由于长期规范化的培训体系和活跃的各类学术交流活动，无论是开放式手术或是腹腔镜手术都得到了长足的进步，手术水平甚至令国际同行侧目，但是在一些经济发展相对滞后的地区及为数众多的基层医院中，腹股沟疝的治疗理念仍有待提高，无论是对疾病的诊断，还是对手术方式、入路、材料、缝线等选择都难言满意，而且由于不规范手术引起的并发症越来越多，造成患者人身伤害和额外的经济负担，手术规范化更是一纸空谈。而腹股沟疝恰恰是一个在基层医院就可以手术治愈的疾病，我国目前约有 50% 以上的腹股沟疝手术仍在二级医院完成。因此，尽快完成我国腹股沟疝手术的规范化，并建立健全相应的质量控制体系就显得迫在眉睫，这也是我国疝与腹壁外科事业在下一阶段发展的重点和难点。因此《成人腹股沟疝诊断和治疗指南（2018 年版）》的制定是非常必要的。

总之，《成人腹股沟疝诊断和治疗指南（2018 年版）》制定的目的是对目前临床上存在的一些问题与观点进行规范化。科学技术在发展，手术也日臻成熟，临床证据的积累才能出现基于证据上的创新，才能使腹股沟疝的治疗更合理、更完善。在《成人腹股沟疝诊断和治疗指南（2018 年版）》的基础上，我们将对我国已经积累的数据进行总结，将着手更新《成人腹股沟疝诊断和治疗指南（2023 年或 2024 年版）》，将更体现中国证据和中国医师的实用性和更高的可操作性。

（唐健雄）

参考文献

1. 中华医学会外科学分会疝与腹壁外科学组. 成人腹股沟疝、股疝和腹部手术切口疝手术治疗方案（2003 年修订稿）. 中华外科杂志，2004，42（14）：834-835.

2. SIMONS M P，AUFENACKER T，BAY-NIELSEN M，et al. European Hernia Society guidelines on the treatment of inguinal hernia in adult patients. Herina，2009，13（4）：343-403.

3. 中华医学会外科学分会疝与腹壁外科学组. 成人腹股沟疝诊疗指南（2012 版）. 中华外科杂志，2013，51（1）：4-6.

4. 中华医学会外科学分会疝与腹壁外科学组，中国医师协会外科医师分会疝和腹壁外科医师委员会. 成人腹股沟疝诊疗指南（2014 年版）. 中华外科杂志，2014，52（7）：481-484.

5. MISEREZ M，PEETERS E，AUFENACKER T，et al. Update with level 1 studies of the European Hernia Society guidelines on the treatment of inguinal hernia in adult patients. Hernia，2014，18（2）：151-163.

6. 中华医学会外科学分会腹腔镜与内镜外科学组，中华医学会外科学分会疝与腹壁外科学组，大中华腔镜疝外科学院. 腹股沟疝腹腔镜手术规范化操作指南. 中国实用外科杂志，2013，33（7）：566-568.

7. 中华医学会外科学分会疝与腹壁外科学组，中国医师协会外科医师分会疝和腹壁外科医师委员会. 成人腹股沟疝诊断与治疗指南（2018 年版）. 中华胃肠外科杂志，2018，21（7）：721-724.

8. 黄磊，蔡昭，唐健雄. 如何执行成人腹股沟疝、股疝质量控制标准. 外科理论与实践，2016，21（2）：183-184.

9. JACOB B P，RAMSHAW B. The SAGES manual of hernia repair. New York：Springer，2013：3-17.

10. 唐健雄，李绍杰. 中国疝与腹壁外科的创新与发展. 中华消化外科杂志，2018，17（1）：37-39.

基于"肌耻骨孔"解剖概念的腹股沟疝的重新定义

　　腹股沟疝是最常见的腹外疝，一直是疝外科学研究的重点。腹股沟疝的现代外科治疗从巴西尼手术开始，直到李金斯坦的无张力疝修补手术概念的提出，之间经历了100年。近10年来，腹腔镜腹股沟疝修补手术开始被大量应用于临床。腹股沟疝的治疗经历了从组织对组织的修补，继而使用人工材料进行腹股沟管后壁加强修补，到最终腹膜前间隙修补被广泛应用的演进过程。不管是国内还是国外，腹腔镜腹膜前间隙修补术逐渐成为主流，而开放的应用人工材料的腹股沟管后壁加强手术或腹膜前人工材料置入修补手术逐渐处于从属的位置，往往成为不能耐受全麻患者的替代选择。

　　为了适应腹股沟疝外科治疗的迅速演化，做好手术的质量控制，全世界的疝外科专家包括中国的疝外科专家近年来制定了一系列指南，包括欧洲疝学会2009年的《成人腹股沟疝治疗指南》、七大国际学会共同制定的《腹股沟疝治疗国际指南(2018版)》,以及中华医学会外科学分会疝与腹壁外科学组发布的《成人腹股沟疝诊断和治疗指南(2018年版)》。这些指南的发布不仅为手术的规范化操作和质量控制提出了标准,也为患者的治疗方案选择提供了参考,同时也将影响今后医保政策的制定。腹股沟疝的治疗已成为一个巨大的社会和经济问题,不能被忽视。

近年来,学界将腹股沟疝的定义重新提出并讨论,和这种变化不无关系。讨论的核心问题就是股疝是不是腹股沟疝,当然也包括耻骨上疝等一些少见疝是否应纳入腹股沟疝的范畴。

传统上腹股沟疝的定义是指发生在腹股沟区的腹外疝,包括直疝和斜疝,股疝并不包括在内。不仅我们近几版教科书是这样定义的,事实上在欧洲疝学会2014年发表的《成人腹股沟疝治疗指南》中,也没有对股疝进行讨论。但是欧洲内镜外科协会(European Association for Endoscopic Surgery,EAES)在2013年发布的腹腔镜疝治疗指南中,以及在《腹股沟疝治疗国际指南(2018版)》中,明确提出要把股疝作为腹股沟疝的一部分加以讨论。中华医学会外科学分会疝与腹壁外科学组发布的《成人腹股沟疝诊疗指南(2014年版)》及《成人腹股沟疝诊断和治疗指南(2018年版)》中,也明确提出要把股疝纳入腹股沟疝作为一个整体加以讨论。

将股疝纳入腹股沟疝的定义中,主要是基于以下几方面的原因。

第一，更符合以肌耻骨孔作为解剖基础的现代疝外科理念。肌耻骨孔的概念由法国解剖学家 Henry Rene Fruchaud 在 1956 年提出。简单的描述，肌耻骨孔即是腹股沟区域一个没有肌肉保护的薄弱区。上界是腹内斜肌和腹横肌形成的弓状下缘，下界是耻骨梳韧带，外侧界是髂腰肌和髂筋膜，内侧界是腹直肌。腹股沟韧带将肌耻骨孔分为上下两部分。Henry Rene Fruchaud 定义腹股沟疝时认为任何腹股沟疝包括股部区域的疝都源自肌耻骨孔的薄弱区。因此定义斜疝、直疝和股疝都是肌耻骨孔疝，这是有解剖学依据的。

第二，更符合现在腹膜前间隙修补手术的解剖范围和修补要求。早在 20 世纪的五六十年代，美国著名的疝外科大师 Nyhus 和 Read 及法国的 Rives 和 Stoppa 就开始应用腹膜前修补技术修补复杂的和复发性腹股沟疝。Kugel 也成功地通过一个很小的切口将补片置入腹膜前间隙。但直到腹腔镜技术得到广泛应用后，腹膜前间隙大网片置入才成为腹股沟区域疝修补的理想模式，被广大疝外科医师所推崇。其可以修补腹股沟区域所有的缺损，避免疝复发的同时也避免了再发。以往单纯修补了直疝、斜疝后再发股疝的病例并不少见。因此现在把整个腹股沟区域包括肌耻骨孔作为一个整体进行加强修补，已经是一个共识。

第三，将股疝的治疗纳入腹股沟疝的治疗有利于医保的统一结算，特别是在实行 DRGs 付费之后。事实上目前股疝的治疗方式和斜疝、直疝的治疗方式基本是一致的。如果使用腹腔镜手术的话，手术方法也是完全一致的。目前 DRGs 付费还是倾向于将临床过程相近、费用消耗相似的病例分到同一个 DRG 病组，将股疝、斜疝和直疝并入同一个诊断符合 DRGs 的简化原则。

第四，有利于我们的诊断标准和国际上的诊断标准接轨，特别是在《腹股沟疝治疗国际指南（2018 版）》出版后。在最新版的教科书中沿用了以往腹股沟疝的定义："腹股沟疝是指发生在腹股沟区的腹外疝"。这里的"腹股沟区"是一个专有的解剖学名词，是指前外下腹壁的一个三角行区域，其下界为腹股沟韧带，内界为腹直肌外侧缘，上界是髂前上棘至腹直肌外侧缘的一条水平线。按照腹股沟区的定义，腹股沟区疝只能是直疝和斜疝。因此国内目前的定义，腹股沟疝是腹股沟区疝的简称。这个定义和英文单词 inguinal hernias 所定义的概念是一致的。在欧洲疝学会和国际内镜疝学会腹股沟疝指南中，包括欧州疝学会 2014 年发表的《成人腹股沟疝治疗指南》中使用的也都使用 inguinal hernias 一词。但是在《腹股沟疝治疗国际指南（2018 版）》中，使用的却是 groin hernia（s）。这中间的区别是，Simons 教授在第一部分介绍世界腹股沟疝指南时说明"之所以使用 groin 一词就是因为首次把股疝加入一起讨论"。可见股疝是否讨论是用词不同的原因。但是在中文中，groin hernia 和 inguinal hernia 却都被翻译成为腹股沟疝，这 难免引起了概念上的混淆，有必要加以澄清和改进。

我们再来看看中华医学会外科学分会疝与腹壁外科学组在《成人腹股沟疝诊疗指南（2014年版）》中的定义，"腹股沟疝是指发生在腹股沟区域的腹外疝，即在腹股沟区域腹壁存在缺损，有突向体表的疝囊结构，腹腔内的器官或组织可通过先天的或后天形成的腹壁缺损进入疝囊。典型的腹股沟疝具有疝环、疝囊、疝内容物和疝被盖等结构。依据解剖学上的"肌耻骨孔"概念，腹股沟疝包括斜疝、直疝、股疝及较为罕见的股血管前、外侧疝等。"我国《成人腹股疝诊疗指南（2014年版）》就把股疝列入，应该说是具有先进性的，依据是股疝也属于肌耻骨孔疝。但是在这个指南中，腹股沟疝是腹股沟区域疝的简称。这和我们教科书中的定义是不一样的。

腹股沟本身是指腹部和股部的分界，腹股沟上下区域命名为腹股沟区域，对应的英文单词就是"groin"。在2017年 *JAMA* 的"patient page"中，对 groin hernia 做了简单的解释，并用一张图定义了"groin"的范围，即以髂前上棘至腹中线的水平连线、腹中线、耻骨联合下缘至股外侧水平连线、髂前上棘向足侧的垂线，这四条线构成的四方形区域。按照这个定义，股疝、耻骨上疝、股血管前、外侧疝等都是腹股沟区域疝的范畴（图1-1）。如果继续使用仅传统的腹股沟疝定义中的直疝和斜疝，和前面的描述会有逻辑上的混乱，也和最新国际指南不符。但是如果说腹股沟疝包括了直疝、斜疝和股疝，又会和 EHS 和 IEHS 腹股沟疝指南所指的定义不符，这两个指南是不包括股疝的。其实英语中 groin hernia 包括了 inguinal hernia 和 femoral hernia，逻辑是很清楚的，是我们把 groin 和 inguinal 都翻译成腹股沟，结果造成了逻辑上的混乱。为了保持逻辑上准确的从属关系，建议使用腹股沟疝作为腹股沟区域疝的简称，而腹股沟区疝仅定义直疝和斜疝，这和腹股沟区本身的解剖学概念也是一致的，腹股沟区不能再简称为腹股沟（图 1-2）。

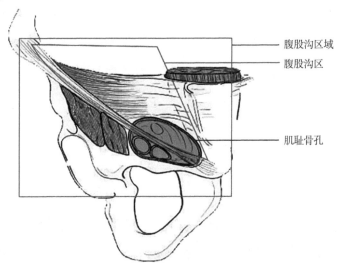

图 1-1 腹股沟区域、腹股沟区和肌耻骨孔的关系（彩图见彩插 1）

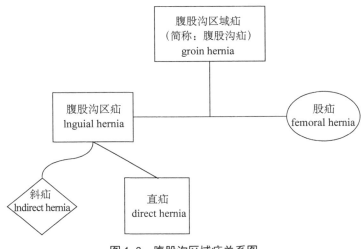

图 1-2 腹股沟区域疝关系图

综上所述，腹股沟疝的定义建议这样叙述：腹股沟疝是指发生在腹股沟区域的腹外疝，包括腹股沟区疝和股疝，以及较为罕见的股血管前、外侧疝等。腹股沟区疝发生在腹股沟韧带的上方，又可根据疝环位于腹壁下血管内侧或外侧分为直疝和斜疝。股疝发生在腹股沟韧带的下方、股血管的内侧。典型的腹股沟疝具有疝环、疝囊、疝内容物和疝被盖等结构。

（阎立昆）

参考文献

1. SIMONS M P, AUFENACKER T, BAY-NIELSEN M, et al. European Hernia Society guidelines on the treatment of inguinal hernia in adult patients. Hernia, 2009, 13 (4)：343-403.

2. Hernia Surge Group. International guidelines for groin hernia management. Hernia, 2018, 22 (1): 1-165.

3. 中华医学会外科学分会疝与腹壁外科学组，中国医师协会外科医师分会疝和腹壁外科医学委员会. 成人腹股沟疝诊断和治疗指南（2018 年版）. 中华疝和腹壁外科杂志（电子版），2018，17（7）：645-648.

4. 中华医学会外科学分会疝与腹壁外科学组，中国医师协会外科医师分会疝和腹壁外科医师委员会. 成人腹股沟疝诊疗指南（2014 年版）. 中国实用外科杂志，2014，34（6）：484-486.

5. MISEREZ M, PEETERS E, AUFENACKER T, et al. Update with level 1 studies of the European Hernia Society guidelines on the treatment of inguinal hernia in adult patients. Hernia, 2014, 18 (2): 151-163.

6. FRUCHAUD H. L'Anatomie Chirurgicale de L' Aine. Paris: C. Dion &Co, 1956.

7. 姚建锋，段降龙. 改良 Kugel 补片治疗再发股疝的价值探讨. 中国现代手术学杂志，2011，15（4）：267-269.

8. BITTNER R, ARREGUI M E, BISGAARD T, et al. Guidelines for laparoscopic（TAPP）and endoscopic（TEP）treatment of inguinal hernia [International Endohernia Society（IEHS）]. Surg Endosc, 2011, 25 (9): 2773-2843.

9. 陈孝平，汪建平，赵继宗. 外科学. 9 版. 北京：人民卫生出版社，2018：308.

对腹股沟疝病因的再认识

　　腹股沟疝的病因一直是争论不休的话题，近100多年来涌现出不少的假说和猜想，但往往只能解释部分问题或现象，至今没有统一的说法。然而，腹股沟疝作为人类认识最久远的、最常见的、发病率最高的外科疾病之一，对其病因的探索不应该止步。为此，笔者对现有的较有影响力的学说做了梳理和归类，希望对广大读者有一定的启发作用。

　　与腹股沟疝发病相关的因素主要包括先天性因素、后天性因素和胶原代谢因素。为什么要把胶原代谢因素单独列出？一是因为此因素近年报道最多，也较为广大学者所接受；二是胶原代谢问题既涉及先天性因素，又涉及后天性因素，故将其单独列出，有助于读者理解。

1. 先天性因素

（1）鞘状突

鞘状突未闭（patent processus vaginalis，PPV）是导致婴幼儿腹股沟斜疝的主要原因，这已为大多数人所认同，采用单纯疝囊高位结扎即可取得满意效果。然而对于成人腹股沟斜疝，也有学者认为都是先天性的，包括早在 1906 年澳大利亚小儿外科医师 Russell 就提出"囊球学说"。该学说认为，疝的形成首先要有疝囊的存在，新生儿未闭的鞘状突就是先天性疝囊，据此推断所有斜疝都是先天性的。另外，van Wessem 通过腹腔镜对 PPV 进行流行病学观察后指出，约有 12% 的成年人存在无症状性鞘状突关闭不全，而且其发生率在不同年龄阶段无显著性差异。假设斜疝最开始形成于腹腔镜下可观察到的无症状性腹膜前突，那么所观察到的类似于 PPV 的腹膜前突应该像成人斜疝的发病率那样，随年龄的增长而增加，然而这种趋势在其研究中并未发现，因此得出结论：成人腹股沟斜疝的病因与婴幼儿一样，都是先天性的。但上述这些观点受到了很多质疑，如未能解释为何成人斜疝的发病率随年龄的增长而增加、为何单纯疝囊高位结扎治疗成人斜疝有较高的复发率等。笔者认为，较合理的补充是在 PPV 的基础上还有其他的因素参与了腹股沟斜疝的发生。

平滑肌组织在斜疝疝囊中的发现掀起了一轮对腹股沟疝病因学探究的热潮。Tanyel 指出，胎儿期的鞘状突并不是简单的腹膜前突，而是带平滑肌的特殊结构，鞘状突一般在出生后 6 个月内出现融合关闭，平滑肌组织也将凋亡殆尽。鞘状突的关闭是细胞程序性死亡的结果，自主神经调节和平滑肌细胞去分化参与了该过程。如果其近端的平滑肌组织没有退化消失，可能会影响鞘状突的关闭而导致腹股沟疝或阴囊积水的发生。残存的平滑肌组织的量也许决定着关闭不全的程度，导致在临床上出现疝或阴囊积水。Mouravas 通过对疝囊壁平滑肌表型分析，也支持了 Tanyel 的观点。笔者在 88% 的成人腹股沟斜疝疝囊颈部位发现了白色增厚组织，内含平滑肌成分，认为其来源于鞘状突融合的遗迹，并由此推断，大部分成人斜疝患者鞘状突曾发生过融合，斜疝疝囊是后来形成的，疝囊未出现增厚组织的成人斜疝可能是先天性的。Mouravas 在随后给编辑的 Letter 中一方面肯定了笔者的发现。另外，补充道：鞘状突在颈部位置的平滑肌残留也许会影响其完全闭合，在后天性因素下逐渐发展为有症状的斜疝。因此，大部分成人腹股沟斜疝的发生应该兼具先天性因素和后天性因素。

（2）肌耻骨孔

肌耻骨孔又称为 Fruchaud 氏孔，由法国学者 Henry Rene Fruchaud 于 1956 年首次描述。其是一个独立的潜在孔隙，位于腹前下壁，与骨盆相连，上界为腹外斜肌和腹横肌，下界为耻骨梳韧带（Cooper's 韧带），内侧界为腹直肌，外侧界为髂腰肌，呈一个近似四边形。肌耻骨孔在浅面被腹股沟韧带分为上、下两部分，在上方腹股沟管水平为精索（或子宫圆韧带）的通道，而下方部分有股神经、股动脉、股静脉和股管通过。肌耻骨孔的深面仅由一层腹横筋膜所覆盖，是一个相对薄弱的区域，几乎所有的腹股沟疝（包括股疝）都从这个区域疝出。

人类进化站立学说认为，爬行类动物由于体位关系，腹股沟管向上走行并处在一个更高的水平，腹腔内容物的重力方向是向前、向下、向头侧传导的，压力作用于上腹部前壁而不是腹股沟区域，因此有些爬行类动物即使鞘状突终身不关闭也不会发生腹股沟疝。而当人类站立后，使得腹腔压力转向下传导，下腹壁肌耻骨孔的薄弱环节便暴露出来，容易发生疝。因此，肌耻骨孔薄弱区域的存在可以理解为腹股沟疝发生的先天性易患因素。

2. 后天性因素

（1）年龄因素

除了婴幼儿先天性腹股沟疝以外，成人腹股沟疝的发病率与年龄呈正相关，即随年龄的增长，疝的发病率增高。据统计，在美国的疝患者中，65 岁以上者超过 30%。我国虽无腹股沟疝流行病学的确切数据，但据上海市的多中心研究数据，60 岁以下的患病率为 1.7‰，60 岁以上的患病率约为 11.5‰。天津市调查的人群中，60 岁以下腹股沟疝的患病率为 1.2‰，60 岁以上者为 5.9‰。以上数据都显示了腹股沟疝的发病率随年龄增长而增高的趋势，这可能与老年人胶原代谢异常有关。国内有资料显示，腹横筋膜的胶原含量随年龄的增加而降低。另外，也与老年人伴随的引起腹压增高的基础疾病有关，如慢性咳嗽、便秘、前列腺增生等。

（2）腹内压增高的因素

腹内压是通过腹壁肌肉和盆底肌肉收缩、膈肌下移、腹腔内容积减少等方式产生，进而作用于腹壁，当患者站立，在重力的作用下，肌耻骨孔位置所承受的压力最大，故易导致腹股沟疝。引起腹内压瞬时升高的因素包括突发猛烈咳嗽、剧烈运动、抬举负重等，强大的腹内压力可促使腹股沟疝的发生，如疝内容物较多，还可发生嵌顿疝。引起腹内压持续慢性升高的因素包括慢性阻塞性肺疾病（chronic obstructive pulmonary disease，COPD）、前列腺增生、慢性便秘、肝硬化腹水、妊娠等。这些因素更为常见，在持续的作用下更容易引起腹股沟区防御机制的失效，为诱发腹股沟疝的主要因素。

此外，笔者认为腹壁的均匀性也是值得探讨的问题。在临床中我们观察到，女性直疝的发生率远低于男性，这是为什么？可能是因为女性腹壁肌不如男性发达，腹腔皱襞也较浅，当腹内压增高时可以更均匀地分散到腹前下壁的各个部位。而男性腹壁肌较强大，收缩时与没有肌肉覆盖的薄弱区域形成鲜明对比，因此腹内压更容易集中至薄弱区域释放。

（3）腹膜后脂肪下移学说

该学说认为，腹腔内几乎所有脏器都是固定在后腹膜的，由于人直立的原因，在腹腔脏器重力的牵拉作用下，腹壁各部位的受力不均，后腹膜的脂肪可逐渐向下移动。这种移动不但可产生精索脂肪瘤，更重要的是改变内环口在腹腔内开口的方向和角度，使得内环或直疝三角直接暴露在压力下，因此改变了机体原有的保护机制，从而导致腹股沟疝的发生。

3. 胶原代谢因素

以胶原代谢异常为基础的细胞外基质（extracellular matrix，ECM）及结缔组织异常作为腹股沟疝的病因越来越受到重视，有学者认为胶原问题是腹股沟疝发生的殊途同归的最终因素。

胶原由成纤维细胞所产生，Ⅰ型胶原和Ⅲ型胶原是 29 种胶原中与伤口愈合及疝发生最为密切相关的。Ⅰ型胶原是成熟和稳定的胶原，其张力强度高；Ⅲ型胶原为非聚合的可溶性胶原，主要见于伤口愈合的早期阶段，其张力强度欠缺。Ⅰ型／Ⅲ型胶原的比例决定了胶原蛋白链的硬度、纤维的直径和纤维束的结构。正常情况下，组织中Ⅰ型／Ⅲ型胶原的比例是相对稳定的，处于动态平衡。任何原因导致的Ⅰ型胶原比例下降或Ⅲ型胶原比例上升都会影响组织的强度。研究发现，在腹股沟疝患者中，皮肤、腹直肌前鞘、腹横筋膜多种组织中均表现为Ⅰ型胶原含量、Ⅰ型／Ⅲ型胶原比例降低，Ⅲ型及Ⅲ型／Ⅰ型胶原比例增高。

基质金属蛋白酶（matrix metalloproteinase，MMP）和金属蛋白酶组织抑制物（tissue inhibitor of metalloproteinase，TIMP）与胶原代谢密切相关。前者主要参与 ECM，包括胶原的降解，后者是 MMP 天然的特异性抑制因子。已有研究表明 MMP 活性的增高或 TIMP 活性的降低都会影响胶原代谢，与疝的发生有关。

最后探讨一下"herniosis"一词。现在越来越多的学者认为，疝是全身性胶原结缔组织异常的局部表现。早在 1924 年 Keith 已提出过这个观点，Read 称 Keith 是第一个预言 herniosis 的人，并把影响胶原和结缔组织代谢的因素做了归纳，如先天性结缔组织病、吸烟、年龄因素等。Read 对 herniosis 一词的解释是胶原合成减少伴随蛋白水解作用增加，导致筋膜、韧带、腱膜和肌肉受累，最终导致磨损或缺损和疝的发生。Klinge 表示，根据流行病学数据，单纯外科技术的进步并没有减少疝的总体术后复发率。因此他赞同疝发生的生化因素，并认为 herniosis 在部分患者身上体现得更加明显。

（江志鹏）

开放无张力疝修补术与腹腔镜腹股沟疝修补术的地位和作用

  长期以来，广大疝与腹壁外科医师在腹股沟疝最佳手术方式方面展开了长久、广泛、激烈的学术讨论。由七大国际学会共同制定的《腹股沟疝治疗国际指南》（以下简称《国际指南》）给出了一个明确的结论：不存在适用于所有腹股沟疝的单一标准术式。这貌似是个没有意义的结论，但从另一个侧面反映了腹股沟区疝的复杂性与多样性。值得指出的是，《国际指南》用 groin（腹股沟区）疝的概念囊括了传统的 inguinal（腹股沟）和 femoral（股）疝类型。在这样的大前提下，讨论开放无张力疝修补与腹腔镜腹股沟疝修补的地位与作用，才能更加理性、客观。

  Lichtenstein 术自 1989 年首次被报道，到 2022 年正好 33 周年，其是开启开放无张力疝修补时代的肇端之术，发展至今，被广大开放手术医师奉为圭臬。腹腔镜腹股沟疝修补发轫于 1993

年始见报道的 TEP 和 TAPP 两大术式，伴随着微创外科的历史洪流，广为腔镜外科医师所钟爱。

好的腹股沟疝修补术式应当满足如下特点：并发症（如疼痛和复发）风险低、（相对）易学、患者康复快、疗效可重复、成本效益高。除却术式本身的特点，决策时还应充分考虑具体患者的疝的临床特点、麻醉类型、主刀医师的偏好与能力，以及资源可及性。重中之重是患者的本人意愿。即便是在当下，亦有患者因各种缘由不愿接受置入物，若勉强为之，患者会产生不适主诉，很难判断是器质性还是心因性。因此对于这类极少数患者，无论是开放无张力还是腔镜术式，均无用武之地，应该考虑《国际指南》推荐的非补片修补术式即 Shouldice 术。由此可见，开放无张力与腔镜术式二者联合，尚无法理想地解决所有问题。在急诊情况下，情况更加复杂多变，因此以下暂不纳入急诊疝手术的讨论，重点探讨择期疝修补术的场景。

开放无张力疝修补除了代表性的 Lichtenstein 术，还有网塞平片术、PHS 术、开放腹膜前修补术，但《国际指南》的观点表示，一般不推荐三维置入物，原因在于后者置入了更多量的置入物，费用较高，且需要同时进入肌前和肌后间隙。

所有以下讨论内容遵循国际主流观点，以 Lichtenstein 术作为开放无张力疝修补的代表术式。《国际指南》同时也指出，在研究型医院是可以开展探索的。

腹腔镜腹股沟疝修补术的主流术式为 TEP 和 TAPP。二者在手术时间、并发症发生率、术后急慢性疼痛、复发率、手术费用等方面均无明显差异。有文献提示 TAPP 相对更易发生腹腔脏器损伤和戳孔疝，TEP 相对更易发生血管损伤和中转开放。因此术者自身的技术特长、培训经历和操作经验是选择 TEP 或 TAPP 的重要依据。

将高水平的 Lichtenstein 和 TEP/TAPP 结果进行比较时，我们发现差异极小。但多数文献会将平均水平的 Lichtenstein 和 TEP/TAPP 进行比较，这样的研究是存在问题的，因为 Lichtenstein 术的复杂程度相对低一些。经过规范化和标准化培训的腔镜疝外科医师在手术时长、围手术期并发症方面与开放无张力修补医师并无显著差异，且在术后早期恢复和术后慢性疼痛方面，TEP/TAPP 具有明确的优势。腹腔镜腹股沟疝修补术的应用解剖和开放无张力疝修补的交集并不大，不似其他腔镜手术可从开放手术中获得较多的借鉴，在学习曲线期间，建议初学者系统学习 TEP/TAPP，并在有经验的腔镜医师指导下开展，避免发生严重并发症。

在极端个例的基础上讨论术式的选择是没有意义的，因此我们既不会以切口大小贬低 Lichtenstein 术，也不会以费用高低排斥 TEP/TAPP。Kockerling 在一篇临床治疗综述中进行了较好的总结，依照患者性别、疝的单双侧、疝的大小、既往病史进行了 7 种分类，较好地阐释了开放无张力疝修补与腹腔镜腹股沟疝修补的具体作用。

男性单侧初发疝：推荐 TEP/TAPP，术后疼痛率和术后并发症发生率低，而 Lichtenstein 为备选术式。

女性单侧初发疝：推荐 TEP/TAPP，因为开放腹股沟疝修补后的女性股疝发病率较自然发病率高出 15 倍，所以国际主流指南均推荐在条件允许的情况下首选腹腔镜修补。

男女双侧初发疝：推荐 TEP/TAPP，前瞻性随机对照试验已证实腹腔镜修补具有耗时更少、疼痛更少、恢复更快的优势，而且不会因为双侧疝而增加手术切口，优势直观且显著。

男性初发阴囊疝：推荐 Lichtenstein，尽可能剥除巨大疝囊，可以减少顽固血清肿的形成。腹腔镜下修补巨大阴囊疝时控制出血可能会遇到挑战，甚至会损伤精索结构，导致继发的出血和血肿。

既往腹盆手术史：推荐 Lichtenstein，下腹部和盆腔大手术史破坏了腹腔镜修补的手术间隙，往往会存在致密的粘连，Lichtenstein 则可规避既往手术的操作区域，降低并发症发生风险。

全麻不耐受患者：推荐局麻下行 Lichtenstein，也可选择脊麻。局麻比脊麻优势显著，患者可以更快出院，费用更低，尿潴留发生率更低。但需要特别指出的是，若术者的局麻经验不足，会显著增加复发率。

复发疝：推荐术式取决于前次修补手术的入路，若前次为开放修补，则推荐 TEP/TAPP 治疗复发疝；若前次为腹腔镜修补，则推荐 Lichtenstein。理由十分明显，选择可以避开前次手术已破坏的手术层次，以最大程度地减少围手术期并发症。

这套策略将临床上最常见的多数患者进行了个性化分析，可谓是具体情况具体分析了，极具参考价值，尤其适合成长阶段的中青年医师参照决策。但对于特殊年龄段的患者未做进一步的分析，我国学者李健文、杨福全等就老年患者和青年患者分别做了进一步的分析和推荐，更好地完善了这个决策体系。

当然，对于经验十分丰富的开放或者腔镜医师，或许可以用一种术式解决所有问题。但这可能只是证明了术者的个人技术能力，未必是适合于这位患者的最佳术式。多个指南推荐疝与腹壁外科医师同时掌握各种术式，以便在面对具体病例时可以提供最适合的治疗措施。但这显然也是一种理想状态。尽管如此，现有的腹股沟区疝的手术种类虽然繁多，但均可分为"前入路"的开放无张力疝修补与"后入路"的腹腔镜腹股沟疝修补。作为两类手术的公认代表，Lichtenstein 和 TEP/TAPP 的地位不是此消彼长，更不是相互取而代之，而是我们专科医师的左膀和右臂，理应同时掌握，珠联璧合，方可相得益彰。

（乐　飞）

参考文献

1. PATTERSON T J, BECK J, CURRIE P J, et al. Meta-analysis of patient-reported outcomes after laparoscopic versus open inguinal hernia repair. Br J Surg, 2019, 106 (7)：824-836.

2. MONGELLI F, VAJANA A F D T, FITZGERALD M, et al. Open and laparoscopic inguinal hernia surgery：a cost analysis. J Laparoendosc Adv Surg Tech A, 2019, 29 (5)：608-613.

3. HE Z R, HAO X H, FENG B, et al. Laparoscopic repair for groin hernias in female patients：a single-center experience in 15 years. J Laparoendosc Adv Surg Tech A, 2019, 29 (1)：55-59.

4. SCHMIDT L, ÖBERG S, ANDRESEN K, et al. Laparoscopic repair is superior to open techniques when treating primary groin hernias in women：a nationwide register-based cohort study. Surg Endosc, 2019, 33 (1)：71-78.

5. KÖCKERLING F, SIMONS M P. Current concepts of inguinal hernia repair. Visc Med, 2018, 34 (2)：145-150.

6. Hernia Surge Group. International guidelines for groin hernia management. Hernia, 2018, 22 (1)：1-165.

7. 李健文, 乐飞 . 老年腹股沟疝腹腔镜治疗策略 . 中国实用外科杂志, 2018, 38 (8)：876-880.

8. CAMPANELLI G, BRUNIP G, MORLACCHI A, et al. Primary inguinal hernia：the open repair today pros and cons. Asian J Endosc Surg, 2017, 10 (3)：236-243.

9. 李健文, 乐飞 . 腹股沟疝无张力修补术术式演变与合理选择 . 中国实用外科杂志, 2017, 37 (11)：1202-1205.

10. 杨福全 . 青年腹股沟疝治疗策略 . 中国实用外科杂志, 2017, 37 (11)：1212-1214.

无张力疝修补术后慢性疼痛的诊断及处理

　　无张力疝修补术是普外科最常见的一种术式，术后并发症包括复发、血清肿、血肿、疼痛、感染等。受术者熟练程度、患者的整体情况及疝的严重程度等多因素的影响，其并发症各异。近年来，随着腹腔镜技术及无张力疝修补术的推广，术后复发率明显降低，为 1%～5%，但术后疼痛的发生率要远高于复发率，约为 30%。中度至重度慢性疼痛的发生率为 10%～12%，慢性疼痛影响日常生活和工作的发生率为 0.5%～6%。

　　无张力疝修补术后慢性疼痛的病因是多方面的，包括疝复发、组织炎症、腹股沟神经受损、补片瘤等。慢性疼痛是最不引起重视但最常见的术后并发症，使患者更加虚弱且生活质量下降。因此，疝外科专家将注意力和焦点逐渐转移至慢性疼痛的预防与治疗上。

　　以下内容重点关注无张力疝修补术后慢性疼痛的诊治。为了更加完善地了解无张力疝修补术后慢性疼痛发生及发病机制，首先从神经解剖和生理学基础开始阐述。

1. 腹股沟区的神经解剖

腹股沟区的神经解剖学较为复杂，且从腹膜后腰丛到腹股沟管离开的分支末梢变异均较大。因此，了解腹股沟区神经解剖至关重要，可减少术中神经损伤，降低术后慢性疼痛的发生率。腹股沟区皮肤主要由髂腹股沟神经（ilioinguinal nerve，IIN）、髂腹下神经（iliohypogastric nerve，IHN）和生殖股神经支配，而上述神经均由腹膜后腰丛发出。腰丛位于腰大肌的后方及横突的前方，由 L1 ～ L3 和 L4 大部分的腹支组成，还包括 T12 的一个分支。灰质支在其起始部相互加入邻近的神经根。L1 分为两支，上分支形成髂腹下神经和髂腹股沟神经，下分支汇入 L2 形成生殖股神经。L2 剩余部分与 L3、L4 形成腹侧干和背侧干，腹侧干形成闭孔神经，背侧干形成股外侧皮神经。腰丛被肌肉和后腹膜脂肪很好地保护，开放或腔镜疝修补术均不会使其受到损伤。

（1）髂腹下神经

起至 L1 的上分支，在腰大肌的外侧、腰方肌的前方走行，在肌肉内分成两支：外侧支和前侧皮支。外侧支行走于髂嵴腹内斜肌和腹外斜肌之间，支配臀部后外侧皮肤感觉；前侧皮支于腹横肌与腹内斜肌之间斜向下前行，行于髂前上棘内侧约 2.5 cm 处穿过腹内斜肌，到达腹外斜肌腱膜深面，从浅环上方约 2.5 cm 处穿过腹外斜肌腱膜，其前皮支常经浅环的内侧脚上方浅出，支配耻骨上方的皮肤，该神经同时支配行程沿途的腹前外侧壁肌。

（2）髂腹股沟神经

起至L1的下分支，行走于腰大肌后方，位于髂腹下神经下方并与之相伴行，相距约一横指，斜行通过腰方肌，在邻近髂嵴前方穿出腹内斜肌后，进入腹股沟管，在腹股沟管内位于精索或子宫圆韧带的外侧，出浅环后分布于男性阴囊（女性大阴唇）前部的皮肤。

（3）生殖股神经

起至L2，在内侧、邻近第4腰椎棘突处斜行通过腰大肌，然后横过腰大肌尾部，经过输尿管后方，向下分布至腹股沟韧带上方，分为生殖支（genital branch）和股支（femoral branch）。生殖支又名精索外神经，沿精索内侧下行，出浅环后，分布于提睾肌与阴囊肉膜；股支又名腰腹股沟神经，伴髂外动脉下降，穿股血管鞘前壁或卵圆窝，分布于股三角区的皮肤。如果腹股沟疝术中此神经受损，术后患者会出现阴囊处感觉麻痹，女性患者会引起大阴唇处感觉减退。

（4）股外侧皮神经

起至L2、L3背侧支，行走于腰大肌的外侧缘，横过髂肌恰好在髂前上棘内侧分出前支，穿过腹股沟韧带下方，支配大腿前外侧至膝关节的皮肤感觉；后支分布于大转子至大腿中部的外侧皮肤。开放手术时，切口偏向外侧，可导致此神经受损，发生皮肤分布区域的感觉异常，如麻木或刺痛，进而出现感觉缺失区。

无张力疝修补术过程中，当分离至腹横筋膜时，在其前方，必须考虑髂腹股沟神经、髂腹下神经和肌肉内的生殖股神经的生殖支，上述神经在前入路的开放疝修补术（组织修复、Lichtenstein、Prolene hernia system 和 Plug 等术式）和腹腔镜疝修补术（TAPP 和 TEP）中容易受损；在其后方，必须考虑生殖股神经的主干及其生殖支，在开放手术（Plug、PHS 和 Kugel 等术式）和腹腔镜疝修补术时必须考虑上述神经。在开放及腹腔镜的后入路手术中，还需要考虑腹膜后间隙内的神经损伤，包括腰大肌上方的生殖股神经主干及股外侧皮神经。

2. 疼痛发生的生理学基础

疼痛是一种不愉快的感觉和情绪方面的体验，需要一套完整的神经传导通路来完成。

（1）痛觉感受器和痛阈

疼痛感受器主要包括 Aδ 和 C 两类，其中，Aδ 类主要分布于体表皮肤；C 类则在体表和内脏均有分布。

疼痛是一种主观感觉，其感受强度与外界刺激并非线性关系，而是近似于 S 形曲线关系。在刺激很弱时，患者没有感觉；刺激达到一定强度，才会出现疼痛，此时的刺激强度通常被称为痛阈。此后，疼痛强度随着刺激强度迅速增加，当达到一定强度之后，疼痛强度不变，即继续增强刺激也不会出现更强的主观感觉。

（2）疼痛的发生过程

当组织受到损伤，游离的神经纤维因刺激产生膜电位的变化，组织细胞会释放 5- 羟色胺、缓激肽、P 物质及其余炎性因子，这些因子会改变神经纤维的敏感程度，进一步加大神经纤维的膜电位改变，当膜电位达到一定阈值，神经细胞产生动作电位，沿着神经纤维向中枢传导。脊髓背角深层细胞主要接受 Aδ 类纤维的投射，上行至丘脑的腹后外侧核，进而投射到躯体感觉皮层，构成外侧痛觉系统；脊髓背角浅层细胞主要接受 C 类纤维的投射，上行至丘脑的腹后内侧核群，进而到达前扣带皮层和岛叶，构成内侧痛觉系统。两个痛觉系统之间有信息的交联。此外，情绪信息也通过内侧痛觉系统进入中枢。在中枢，疼痛信息及情绪信息在皮层下区域加以处理及整合，最终获得有关疼痛感觉和情绪知觉，并产生相应的行为反应。

（3）疼痛的心理变化

疼痛不仅是一个生理过程，同时也是一个复杂的心理表现过程。在慢性疼痛患者中，心理表现尤为突出。因此，在疼痛治疗同时进行心理治疗具有十分重要的意义。

3. 腹股沟区疼痛的诊断思路

疼痛是患者就诊最常见的症状之一，又是临床医师诊断和量化最困难的体征之一。诊断困难来源于病因的多样化，量化困难取决于患者感知疼痛及心理因素的差异性。因此在明确诊断之前，临床医师需全面、详细、准确地了解病情（图 1-3）。同时必须排除髋关节、腰椎及盆腔内所有脏器病变的可能（表 1-1），腹股沟疝术后疼痛同样需要排除上述相关疾病。

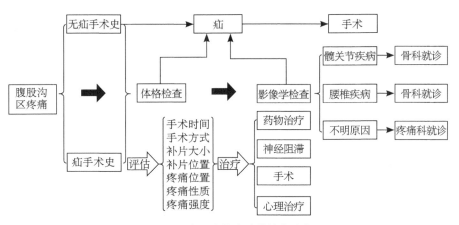

图 1-3　腹股沟区疼痛的诊断流程

表 1-1　腹股沟区疼痛的常见疾病

	病变部位或疾病名称	可能原因
脊柱	腰椎间盘突出	外伤或神经压迫
骨盆	髋关节	外伤、炎症或肿瘤
腹前外侧壁	腹外斜肌	创伤、炎症或手术
	腹内斜肌	
	腹横斜肌	
	腹直肌	
神经	髂腹下神经	创伤、炎症或手术
	髂腹股沟神经	
	生殖股神经	
	股外侧皮神经	

续表

	病变部位或疾病名称	可能原因
脏器	阑尾或结肠	创伤、炎症或肿瘤
	睾丸或附睾	
	卵巢或子宫	
疝	腹股沟疝	组织通过缺损突出
	股疝	
	闭孔疝	
	耻骨上疝	

4. 疼痛的定义

1986 年国际疼痛研究委员会把疼痛定义为"一种实际或潜在组织损伤造成的不愉快感觉和情感体验，或是对这种损伤的直接描述"。1996 年 Cunningham 等明确定义了轻度、中度及重度疼痛。轻度疼痛：偶发疼痛或不适，不影响患者日常活动；中度疼痛：影响患者日常活动，且患者无法在无疼痛时抬起重物；剧烈疼痛：持续性疼痛频繁中断患者日常活动，加重时患者无法行走。2011 年《腹股沟疝术后慢性疼痛的预防和管理指南》中明确定义：术后慢性疼痛时间至少为 3 个月，且疼痛症状持续至少6 个月。

5. 无张力疝修补术后慢性疼痛的原因分析

(1) 手术方式

开放无张力疝修补术后慢性疼痛的原因是多方面的。开放手术切口大，涉及腹股沟管及周围组织的解剖、补片放置、神经损伤及疝囊高位结扎等，导致术后慢性疼痛发生率约为30%。其原因如下：①神经损伤。髂腹下神经、髂腹股沟神经及生殖股神经在手术过程中被挫伤、钳夹及结扎等，可导致术后疼痛发生。Starling等研究认为疝修补术后疼痛与神经损伤有关。②补片的正确放置并固定。防止补片卷曲和移位、避免在腹膜前间隙的腔顶放置补片均可降低术后疼痛发生率。③疝囊的高位结扎并切除。疝囊的高位结扎导致的腹膜张力增加，可能导致慢性疼痛的发生。研究表明疝囊高位分离并回纳腹腔患者比疝囊高位结扎并切除患者的术后疼痛明显降低，但暂时缺乏高质量研究数据支持。

腹腔镜无张力疝修补术后慢性疼痛发生率低，腔镜技术使术后疼痛由12%降至4%。原因如下：①腹壁创伤小。TAPP和TEP两种术式仅涉及腹壁的穿刺部位，创伤小。②视野清晰。腔镜视野下补片更易展平，神经能更精准地显示并被保护，术后并发症少。Jörg Köninger对280例腹股沟疝患者应用3种不同术式（Shouldice、Lichtenstein和TAPP）进行无张力修补，发现Shouldice和Lichtenstein术后疼痛发生率明显高于TAPP术式

（36%、31% 和 15%）。Patterson 综合分析了 58 个 RCT 研究表明，腹腔镜疝无张力修补术展现出显著优势，术后不适或疼痛症状明显减轻，患者满意度增加。

（2）补片类型

补片的广泛应用使腹股沟疝的复发率显著降低。补片置入体内后，其异物反应或炎症反应可能导致慢性疼痛的发生。根据重量的不同，补片分为轻量型、中量型和重量型。理论上讲，重量型补片的异物反应、炎症反应及瘢痕组织形成大，腹壁组织顺应性差，术后患者慢性疼痛显著；轻量型补片的异物反应、炎症反应及瘢痕组织形成小。此外，轻量型补片的网孔增大，聚合物单丝局部形成点状瘢痕取代板样瘢痕，腹壁顺应性得到改善，但因材料的减少可能导致疝复发。

目前多项研究显示，不同重量补片修复腹股沟疝，术后并发症发生率无统计学意义。2011 年，Bittner 等运用 4 种不同重量补片对 600 例腹股沟疝患者进行修补（标准重量型聚丙烯补片、中量型聚丙烯补片、轻量型聚丙烯补片和轻量型钛补片），术后慢性疼痛发生率无统计学差异，但轻量型补片似乎能改善术后早期疼痛症状。而在腹腔镜疝无张力修补术中，轻量型补片与重量型补片无明显差异。通过成本效益分析，轻量型补片与重量型补片差异较小，轻量型补片可改善患者术后疼痛症状，但费用较高。英国国家医疗服务体系（National Health Service，NHS）不建议采用轻量型补片作为标准手术治疗。

（3）固定方式

缝线固定补片是无张力疝修补术的传统方法，生物胶或合成胶固定补片同样取得类似缝线固定效果。Hoyuela 将 370 例腹股沟疝患者进行缝线固定和胶水固定补片修补，随访 1 年，术后慢性疼痛及其他并发症发生率未见明显异常。De Goede 对纳入 1185 例腹股沟疝患者的 7 项 RCT 进行荟萃分析表明，胶水固定补片比缝线固定补片手术时间缩短，患者慢性疼痛轻。2011 年《腹股沟疝术后慢性疼痛的预防和管理指南》指出，胶水固定与缝线固定补片的疝修补术后并发症发生率无统计学差异，但胶水固定补片可缩短手术时间。此外，随着材料的更新及改进，自黏合补片因免固定独特设计被应用于腹股沟疝修补并取得良好的修复效果。Li 等对纳入 1353 例患者的研究进行荟萃分析表明，自黏合补片与传统缝合固定补片相比，手术时间缩短，但术后并发症发生率无明显差异。而 Zwaans 对 274 例腹股沟疝患者应用自黏合补片及聚丙烯补片分别给予修补，结果表明应用自黏合补片术后复发率为 11.5%。该试验随访时间仅 3 年，因此自黏合补片安全性及疗效还需大样本、高质量的临床试验进一步验证。

（4）神经损伤

髂腹下神经位于腹外斜肌肌层与腹内斜肌肌层之间，被腹内斜肌筋膜覆盖，以免直接接触补片。显露髂腹下神经的关键操作是内侧尽可能向上分开腹外斜肌肌层和腹内斜肌肌层的解剖裂隙，以便显露腹内斜肌腱膜，在其上可很容易发现髂腹下神经。

但在腹内斜肌内隐藏着一段髂腹下神经，术中不易发现并且容易损伤。髂腹股沟神经位于精索上，被腹内斜肌筋膜覆盖以免直接接触补片。生殖股神经的生殖支位于精索下方，被提睾肌筋膜覆盖以免直接接触补片，虽然这根神经很小，不易被发现，术中可以通过精索外静脉帮助鉴别。为了确保神经的安全，在将精索从腹股沟管底部分离时，必须在直视下给予钝性分离。腹腔镜无张力疝修补术中可常规显示疼痛三角。疼痛三角内侧为精索血管，上缘是髂耻束，外侧无明显解剖标志，腰丛的分支经过此区域，其中包括股神经、生殖股神经的生殖支和股支、股外侧皮神经。如果术中分离 Bogros 间隙较深或钛钉固定补片外侧缘时损伤神经、缝线或钛钉卡压神经或被卷曲或皱缩的补片卡压形成补片瘤，均可导致术后慢性疼痛。2011 年《腹股沟疝术后慢性疼痛的预防和管理指南》中强烈建议术中识别并保护这三根神经，此操作可使慢性疼痛的发生率降低至 1% 以下。术中尽可能避免将神经移位或将神经表面的筋膜剥离，如术中神经受损，必须完全切除损伤神经或可疑损伤神经，且将近端切缘埋藏在肌肉内。

6. 无张力疝修补术后慢性疼痛的治疗

无张力疝修补术后慢性疼痛首先采取药物或神经阻滞等保守治疗，上述治疗失败后，可考虑手术治疗。

（1）药物治疗

对于组织炎症反应引起的伤害性疼痛，常规的治疗药物包括 NSAID 和类固醇激素等，但都不能长期治疗慢性疼痛。神经性疼痛的药物治疗包括 GABA 类似物、选择性 5- 羟色胺再摄取抑制剂。阿片类药物和曲马多被认为是神经性疼痛的二线治疗药物，仅应用于急性发作。

（2）神经阻滞

对于药物治疗疼痛无明显好转的患者，可采用神经阻滞改善。腹股沟区的神经阻滞方式分为对髂腹下神经、髂腹股沟神经、生殖股神经及股外侧皮神经的阻滞。

髂腹股沟神经可以直接阻滞或在超声引导下进行阻滞。患者仰卧位，进针点为髂前上棘内侧 2 cm，并向下方 2 cm，针头向耻骨联合方向倾斜进针，穿过腹外斜肌腱膜后注入 10 ～ 15 mL 利多卡因，如果疼痛是由髂腹股沟神经引起的，局部浸润后，疼痛症状很快消失。髂腹下神经阻滞的操作与髂腹股沟神经阻滞过程相似，进针点为髂前上棘内侧 1 cm，并向下方 1 cm，针头向耻骨联合方向倾斜进针，穿过腹外斜肌腱膜后注入 10 ～ 15 mL 利多卡因。生殖股神经阻滞分为股支和生殖支的阻滞，阻滞前需标记髂前上棘、耻骨结节、股动脉及腹股沟区皱襞。生殖支的阻滞进针点为耻骨结节与腹股沟皱襞的交点，针头进入皮下组织后注射 5 ～ 10 mL 麻醉药物；股支的阻滞进针点为股动脉内侧入针，到达皮下组织，抽吸验证未进入股动脉，注射局麻药物 5 ～ 10 mL。股外侧皮神经的阻滞比较容易，进针点为髂前上棘内侧 1 cm 与腹股沟韧带的交点，垂直进针，穿透筋膜层，注入

5～10 mL 局麻药物。

（3）手术治疗

经保守治疗后，患者的疼痛症状未见明显好转，且术后随访时间大于 1 年，需考虑手术治疗。术前需进行系统且详细地评估，尽可能明确疼痛原因。该评估包括患者症状、体征、影像学检查、皮肤疼痛感觉分布图、上次手术信息（修复类型、补片类型、补片位置、固定方法及有无神经处理）、神经切除术后改善的可能性等。

1942 年，Magee 报道应用手术方式治疗腹股沟疝术后疼痛，并描述生殖股神经的受损是腹股沟疝术后疼痛的原因。常见的手术方案为补片及固定材料取出术、选择性神经松解术或切除术、补片及固定材料取出合并神经切除术。手术可以通过前入路或后入路方式进行。如果排除疝复发，疼痛仅由补片引起的，手术仅行补片取出即可。但判断疼痛仅由补片引起是非常困难的。而由于补片原因导致的炎症性疼痛和继发性神经性疼痛又无法准确区分，故取出补片后，受损的神经仍可能导致患者不可逆转的神经性疼痛。而选择性单神经或双神经切除可能对某些患者有效，但腹股沟区神经显著变异和交叉神经支配导致选择性神经切除不能达到理想效果。因此，三联神经切除术是目前最有效的手术方式。开放性三联神经切除术是常见的手术方式，术中可对损伤部位附近的神经进行识别并切除。因手术区域瘢痕组织的形成，增加了辨认神经的难度，且增加了损伤精索及神经的风险，而腹腔镜三联神经切除术通过改变入路方式克服了开放性三联神经切除术的局限，是治疗腹股沟疝术后慢性疼痛的有效手术方式，可明显缓解患者疼痛症状，成功率为 85%～97%。David C 通过对保守治疗无效的 20 例患者进行腹腔镜下三联神经切除术发现，术后无并发症发生，成功率高于开放性三联神经切除术，被认为是治疗慢性腹股沟神经痛的首选技术。

（4）心理治疗

任何慢性疼痛的患者都应该行心理治疗。一般情况下，经历慢性疼痛的患者都会出现焦虑或抑郁等过程。患者同时合并失眠、生活质量下降，加重了焦虑、抑郁等心理疾病。疼痛患者可采用认知行为疗法、催眠和生物反馈等。上述方法在一定程度上可改善患者对疼痛的描述，减轻疼痛症状。

目前，没有一种治疗或管理策略适合所有腹股沟疝术后慢性疼痛的患者。基于临床试验或专家意见的指南仍需要进一步验证及完善。

（宋致成）

参考文献

1. FITZGIBBONS JR R J, CAMPS J, CORNET D A, et al. Laparoscopic inguinal herniorrhaphy: results of a multicenter trial. Ann Surg, 1995, 221 (1): 3-13.

2. CUNNINGHAM J, TEMPLE W J, MITCHELL P, et al. Cooperative hernia

study. Pain in the postrepair patient. Ann Surg, 1996, 224 (5): 598-602.

3. BITTNER R, SCHWARZ J. Inguinal hernia repair: current surgical techniques. Langenbecks Arch Surg, 2012, 397 (2): 271-282.

4. KUMAR S, WILSON R G, NIXON S J, et al. Chronic pain after laparoscopic and open mesh repair of groin hernia. Br J Surg, 2002, 89 (11): 1476-1479.

5. NIENHUIJS S, STAAL E, STROBBE L, et al. Chronic pain after mesh repair of inguinal hernia: a systematic review. Am J Surg, 2007, 194 (3): 394-400.

6. ALFIERI S, AMID P K, CAMPANELLI G, et al. International guidelines for prevention and management of post-operative chronic pain following inguinal hernia surgery. Hernia, 2011, 15 (3): 239-249.

7. AMID P K. Radiologic images of meshoma: a new phenomenon causing chronic pain after prosthetic repair of abdominal wall hernias. Arch Surg, 2004, 139 (12): 1297-1298.

8. STARLING J R, HARMS B A. Diagnosis and treatment of genitofemoral and ilioinguinal neuralgia. World J Surg, 1989, 13 (5): 586-591.

9. BJURSTROM M F, NICOL A L, AMID P K, et al. Pain control following inguinal herniorrhaphy: current perspectives. J Pain Res, 2014, 7: 277-290.

10. AMID P K, CHEN D C. Surgical treatment of chronic groin and testicular pain after laparoscopic and open preperitoneal inguinal hernia repair. J Am Coll Surg, 2011, 213 (4): 531-536.

11. CHEN D C, HIATT J R, AMID P K. Operative management of refractory neuropathic inguinodynia by a laparoscopic retroperitoneal approach. JAMA Surg,

2013, 148 (10): 962-967.

12. Classification of chronic pain. Descriptions of chronic pain syndromes and definitions of pain terms. Prepared by the International Association for the Study of Pain, Subcommittee on Taxonomy. Pain Suppl, 1986, 3: S1-226.

13. MIRILAS P, MENTESSIDOU A, SKANDALAKIS J E. Secondary internal inguinal ring and associated surgical planes: surgical anatomy, embryology, applications. J Am Coll Surg, 2008, 206 (3): 561-570.

14. SHARMA M, PATHANIA O P, KAPUR A, et al. A randomised controlled trial of excision versus invagination in the management of indirect inguinal hernial sac. Ann R Coll Surg Engl, 2019, 101 (2): 119-122.

15. KÖNINGER J, REDECKE J, BUTTERS M. Chronic pain after hernia repair: a randomized trial comparing Shouldice, Lichtenstein and TAPP. Langenbecks Arch Surg, 2004, 389 (5): 361-365.

16. PATTERSON T J, BECK J, CURRIE P J, et al. Meta-analysis of patient-reported outcomes after laparoscopic versus open inguinal hernia repair. Br J Surg, 2019, 106 (7): 824-836.

17. WILLAERT W, BACQUER D D, ROGIERS X, et al. Open preperitoneal techniques versus lichtenstein repair for elective inguinal hernias. Cochrane Database Syst Rev, 2012 (7): CD008034.

18. O'REILLY E A, BURKE J P, O'CONNELL P R. A meta-analysis of surgical morbidity and recurrence after laparoscopic and open repair of primary unilateral inguinal hernia. Ann Surg, 2012, 255 (5): 846-853.

中国医学临床百家

19. VITA G D, MILANO S, FRAZZETTA M, et al. Tension-free hernia repair is associated with an increase in inflammatory response markers against the mesh. Am J Surg, 2000, 180 (3): 203-207.

20. KLINGE U, KLOSTERHALFEN B, MÜLLER M, et al. Foreign body reaction to meshes used for the repair of abdominal wall hernias. Eur J Surg, 1999, 165 (7): 665-673.

21. BITTNER R, LEIBL B J, KRAFT B, et al. One-year results of a prospective, randomised clinical trial comparing four meshes in laparoscopic inguinal hernia repair (TAPP). Hernia, 2011, 15 (5): 503-510.

22. BURGMANS J P J, VOORBROOD C E H, SIMMERMACHER R K J, et al. Long-term results of a randomized double-blinded prospective trial of a lightweight (ultrapro) versus a heavyweight mesh (prolene) in laparoscopic total extraperitoneal inguinal hernia repair (TULP-trial). Ann Surg, 2016, 263 (5): 862-866.

23. ACHELROD D, STARGARDT T. Cost-utility analysis comparing heavy-weight and light-weight mesh in laparoscopic surgery for unilateral inguinal hernias. Appl Health Econ Health Policy, 2014, 12 (2): 151-163.

24. HOYUELA C, JUVANY M, CARVAJAL F, et al. Randomized clinical trial of mesh fixation with glue or sutures for Lichtenstein hernia repair. Br J Surg, 2017, 104 (6): 688-694.

25. GOEDE B D, KLITSIE P J, VAN KEMPEN B J H, et al. Meta-analysis of glue versus sutured mesh fixation for Lichtenstein inguinal hernia repair. Br J Surg, 2013, 100 (6): 735-742.

26. LI J S，JI Z L，LI Y X. The comparison of self-gripping mesh and sutured mesh in open inguinal hernia repair：the results of meta-analysis. Ann Surg，2014，259（6）：1080-1085.

27. ZWAANS W A R，VERHAGEN T，WOUTERS L，et al. Groin pain characteristics and recurrence rates：three-year results of a randomized controlled trial comparing self-gripping progrip mesh and sutured polypropylene mesh for open inguinal hernia repair. Ann Surg，2018，267（6）：1028-1033.

28. AMID P K，HIATT J R. New understanding of the causes and surgical treatment of postherniorrhaphy inguinodynia and orchalgia. J Am Coll Surg，2007，205（2）：381-385.

29. AMID P K. A 1-stage surgical treatment for postherniorrhaphy neuropathic pain：triple neurectomy and proximal end implantation without mobilization of the cord. Arch Surg，2002，137（1）：100-104.

30. CLARKE H，BONIN R P，ORSER B A，et al. The prevention of chronic postsurgical pain using gabapentin and pregabalin：a combined systematic review and meta-analysis. Anesth Analg，2012，115（2）：428-442.

31. GU J H，HAO C H，YAN X F，et al. Applied analysis of ultrasound-guided ilioinguinal and iliohypogastric nerve blocks in the radical surgery of aged cervical cancer. Oncol Lett，2017，13（3）：1637-1640.

32. MAGEE R K. Genitofemoral causalgia：（a new syndrome）. Can Med Assoc J，1942，46（4）：326-329.

33. KELLER J E，STEFANIDIS D，DOLCE C J，et al. Combined open and

laparoscopic approach to chronic pain after inguinal hernia repair. Am Surg, 2008, 74 (8): 695-700.

34. LANGE J F M, KAUFMANN R, WIJSMULLER A R, et al. An international consensus algorithm for management of chronic postoperative inguinal pain. Hernia, 2015, 19 (1): 33-43.

35. MADURA J A, MADURA 2ND J A, COPPER C M, et al. Inguinal neurectomy for inguinal nerve entrapment: an experience with 100 patients. Am J Surg, 2005, 189 (3): 283-287.

36. KARAMPINIS I, WEISS J, PILZ L, et al. Transabdominal laparoscopic retroperitoneal neurectomy for chronic pain after inguinal hernia repair and appendicectomy -a matched-pair study. BMC Surg, 2017, 17 (1): 85.

重视术后补片感染的问题

随着材料学和外科技术的成熟，腹股沟疝修补术的治疗效果已经达到了令患者和医师都满意的程度，无论是复发率、手术并发症还是治疗费用。尽管如此，腹股沟疝修补术仍然面临许多问题，如慢性疼痛、感染、规范化培训等，其中术后补片感染的问题会导致很多复杂的后果。补片一旦发生感染，如需手术取出补片，往往手术难度高、创伤大，且容易造成周围脏器如肠管、膀胱、输精管等损伤，且复发概率增加，因此需要引起格外的重视。

1. 术后补片感染发生的原因

腹股沟疝修补术属于 I 类手术，理论上感染率应该为零，但由于种种原因，目前腹股沟疝补片修补手术还是存在一定的感染率，文献报道为 1% ～ 8%，这给外科医师和患者带来很大的困惑。

目前认为，腹股沟疝补片感染常见的主要原因：①术区污染。手术相关人员操作不规范，尤其是实习医师和实习护士的操作不熟练更容易导致此类污染的产生。②并发症：如糖尿病患者比较容易发生感染，凝血功能障碍的患者由于较容易形成血肿从而导致感染，肝硬化腹水的患者由于术区水肿积液更容易引起感染，肿瘤患者、慢性肺部感染、长期使用激素等都是高危因素。③手术操作问题：如补片放置不够平整，导致补片折叠，补片之间产生间隙；手术操作粗糙，止血不好，创面过大所致积血、积液；手术不规范，如使用丝线进行固定等；手术不熟练、手术时间过长等，都可能导致感染的发生率提高。④术区积液：与组织结合良好的补片，细菌很难定植，但如果术区大量积液，将会导致细菌进入，引发感染。另外，对于血清肿的反复穿刺，如果消毒措施不到位，也易引起补片感染。⑤术区血肿：如果止血不严密，所致术区血肿形成，由于积血会成为细菌的良好培养基，极易诱发补片感染。⑥腹股沟疝补片修补术后，由于补片与内脏器官如膀胱、肠道等接触从而引起侵蚀作用的发生，最终发生肠瘘或膀胱瘘等，进而导致补片感染的发生。⑦预防性抗生素：目前由于种种原因，预防性抗生素的应用被严格限定，抗生素的使用量出现明显的下降，但还是有可能使感染的发生率增加。

2. 术后补片感染的分类

根据感染发生的时间分为急性感染（早发感染）和慢性感染

（迟发感染）；根据感染的层次分为浅层感染和深层感染。由于
事关处理的方法和难度，我们必须要关注术后补片感染的分类。
那么问题来了，如何正确地定义急性感染、慢性感染、浅层感染
和深层感染呢？相对而言，浅层感染往往没有累及深层补片，仅
需充分地清创，多可治愈而无须取出补片。但深层感染往往累及
深层补片，处理难度明显加大，往往需要最后取出补片方能获得
痊愈。而早发感染和迟发感染在定义上还存在争论，目前多以术
后 6 个月为界，早发感染（急性感染）由于在术后早期即可出
现，往往由术区污染所致，早期清创处理后，大网孔聚丙烯补
片常能保留。而迟发感染（慢性感染）往往是由术区顽固性积
液、血肿、补片所致内脏瘘等引起，表现为局部红肿、迁延不
愈的皮肤破溃甚至瘘道形成，此时往往需要取出感染的补片才
有痊愈的机会。

3. 术后补片感染的诊断

补片发生感染后，机体会表现出红、肿、热、痛等局部炎症
反应，严重时甚至可以出现败血症的表现，如发热、心率加快、
血压不稳等。慢性感染还可表现出伤口持久不愈，窦道形成，乃
至空腔脏器瘘。目前对补片感染还是手术部位感染尚缺乏明确的
定义，补片感染的诊断标准尚存在不少争议。典型的术后补片感
染通过体检及实验室检查如中性粒细胞计数增加、血沉加快、
C 反应蛋白升高等基本可以确定；不典型的感染则可借助局部积

液穿刺培养、超声检查、CT 来进一步协助诊断。

4. 术后补片感染的处理

腹股沟疝修补术后若出现感染，由于合成补片的应用，常会导致感染难以控制，进一步威胁患者的生命安全。因此，此类情况的处理需要格外慎重，目前仍然存在很多争议，主要有：①手术介入的时机；②手术介入方法的选择；③是否需要再行疝修补术。

（1）手术介入的时机

补片一旦发生感染，是否需要手术介入及介入时机往往会困惑临床医师。对于单纯的红肿，局部外敷用药及加用抗生素是否能有效控制感染呢？临床医师往往会纠结二次手术而延误有效的治疗。笔者认为急性感染时，如伴有积液或脓肿形成，为了彻底引流，必须尽快行手术干预，哪怕是简单的床旁打开切口，充分引流创面，以促进感染控制及伤口愈合，也更有利于补片的保留。

（2）手术介入方法的选择

手术介入的方法主要有简单的切开引流、负压封闭引流技术及部分或全部取出感染的补片。①早期的急诊补片感染：由于目前多采用大网孔的聚丙烯补片，孔径 > 75 μm，通透性好，白细胞和巨噬细胞可以自由通过，且不使用多股丝线固定补片，大大方便了补片感染的处理。如果是开放手术方式，采用简单的切开引流大多可解决问题。但随着腔镜 TAPP 或 TEP 手术的广泛开展，此类感染的处理目前并没有更多的循证证据，大多是根据临床医师的经验，我们认为在全身应用抗生素的基础上可考虑通过介入手段置入负压引流，亦可再次腔镜探查，吸净脓液，清洗创面，置放引流，多可最终保留补片。②自 1992 年 Fleischmann 等首次报道了 VSD 技术能抑制细菌繁殖、控制感染、促进创面愈合后，该技术被广泛应用于难治性感染创面。由于补片感染后，为了留存补片以避免取出感染补片所致各类并发症、加快患者的恢复时间，VSD 技术也开始被采用。因此，对于感染范围较大的补片感染情况，在进行彻底清创后，通过负压吸引装置将 VSD 敷料与肉芽组织紧密贴合，形成相对封闭的腔隙，充分引流，文献报道可大大增加补片保留的机会，且患者恢复时间大为缩短，但费用较为昂贵。③如果通过保守的方法仍然不能控制感染，感染的范围扩大，则需再次手术清创，取出补片。如补片采用的是大网孔聚丙烯补片，一般不必全部取出，可保留已经组织血管化的补片；如采用双层补片的情况，可仅去除感染的上层补片，以避免强行取出补片所致周围肠管、膀胱、输精管及血管的损伤。但对于以往使用聚四氟乙烯材料的补片，由于通透性极差，很难耐受感染，则需完整取出，但该类补片由于组织长入能力很差，因此完整取出补片的手术相对比较安全，"摇啊摇"的手法被广泛应用。部分或全部取出补片后，再次使用 VSD 或其他引流技术可加快患者的恢复。

（3）是否需要再行疝修补

部分或全部取出补片后，是否要再次行疝修补手术？大多数研究认为腹股沟疝修补术后发生补片感染，尽管最后移除了补片，但由于补片置入后产生的局部炎症反应，促进了局部纤维瘢痕组织的增生，因此移除补片并不会导致疝的复发。但前提是需要足够的时间，如果早发感染移除补片，纤维瘢痕组织往往来不及形成足够的强度，腹股沟疝的复发率将会大大增加，那么再次修补就会提上议程。采用何种方法、何种材料进行再一次修补将会给临床医师带来极大的困惑，考虑到补片感染后，细菌有在创面的潜伏可能，目前大多建议再次修补采用生物补片，以避免再次感染后的尴尬处境。

5. 补片感染的预防

鉴于补片感染后所导致的患者生活质量下降、医疗负担增加，且治疗相对困难，因此如何预防补片的感染对于成功的腹股沟疝修补术是极其重要的，目前认为下列措施是非常重要的。

（1）预防性抗生素的应用

腹股沟疝修补术作为无菌手术，是否预防性应用抗生素一直处于争论状态，但由于置入物的存在，且一旦感染发生将会产生较为严重的后果。因此，对于伴有高龄、凝血功能障碍、肝硬化、应用免疫抑制剂、手术时间长、复发疝、急诊手术等高危因素的患者，还是应该考虑预防性使用抗生素。

（2）补片的选择

由于补片孔径的大小、质量及结构等因素会对腹股沟疝修补术后补片感染产生影响，因此，选择合适的补片对于预防补片感染有重要的价值。鉴于轻量型大网孔聚丙烯补片在耐受感染中的突出表现，目前已经成为腹股沟疝修补术中的主流。此外，还有许多包被抗菌涂层的补片被应用于临床。

（3）避免术区血清肿或血肿的形成

血肿或血清肿对于补片感染的发生是一个明确的高危因素，因此避免它们的产生具有重要意义。建议采用的预防措施有：①术前停用抗凝药物；②术中规范操作，确切止血，关闭无效腔；③术后闭式引流、加压包扎等。

（4）严格无菌操作

注意手术区域的消毒，建议采用隔离敷贴覆盖手术区域；医护人员的无菌意识需要加强，尤其是有大量实习护士和实习医师的医院，需要做好带教工作，避免出现成长的烦恼；补片包装出现问题，绝对不可应用；补片尽可能在放置前再打开包装，避免可能发生的污染途径。

（杨子昂）

参考文献

1. FALAGAS M E, KASIAKOU S K. Mesh-related infections after hernia repair surgery. Clin Microbiol Infect, 2005, 11 (1)：3-8.

2. MORYKWAS M J, ARGENTA L C, SHELTON-BROWN E I, et al. Vacuum-assisted closure：a new method for wound control and treatment：animal studies and basic foundation. Ann Plast Surg, 1997, 38 (6)：553-562.

3. PLIKAITIS C M, MOLNAR J A. Subatmospheric pressure wound therapy and the vacuum-assisted closure device：basic science and current clinical successes. Expert Rev Med Devices, 2006, 3 (2)：175-184.

4. NARKHEDE R, SHAH N M, DALAL P R, et al. Postoperative mesh infection-still a concern in laparoscopic era. Indian J Surg, 2015, 77 (4)：322-326.

5. 余洪涛 . VSD负压封闭引流技术在腹外疝修补术后早期切口感染中临床应用 . 中华疝和腹壁外科杂志（电子版）, 2015, 9 (4)：54-56.

6. 陈思梦，刘力嘉 . 腹股沟疝术后感染及慢性疼痛临床处理 . 中国实用外科杂志, 2014, 34 (5)：398-400.

7. 时德，赵渝 . 疝修补材料特征与新概念 . 中华疝和腹壁外科杂志（电子版）, 2012, 6 (1)：1-3.

8. GILLION J F, PALOT J P. Abdominal wall incisional hernias：infected prosthesis：treatment and prevention. J Visc Surg, 2012, 149 (5 Suppl)：e20-e31.

9. LIU F D, LI J Y, YAO S, et al. A retrospective analysis of surgical treatment of mesh infection after repair of ventral hernia or defect. Genet Mol Res, 2015, 14 (4)：14387-14395.

10. KONG W C, WANG J, MAO Q, et al. Early-versus late-onset prosthetic mesh infection：more than time alone. Indian J Surg, 2015, 77 (Suppl 3)：1154-1158.

11. AKYOL C, KOCAAY F, OROZAKUNOV E, et al. Outcome of the patients with chronic mesh infection following open inguinal hernia repair. J Korean Surg Soc, 2013, 84 (5): 287-291.

12. BAHAR M M, NOOGHABI A J, NOOGHABI M J, et al. The role of prophylactic cefazolin in the prevention of infection after various types of abdominal wall hernia repair with mesh. Asian J Surg, 2015, 38 (3): 139-144.

13. BROWN R H, SUBRAMANIAN A, HWANG C S, et al. Comparison of infectious complications with synthetic mesh in ventral hernia repair. Am J Surg, 2013, 205 (2): 182-187.

14. MORALES-CONDE S. A new classification for seroma after laparoscopic ventral hernia repair. Hernia, 2012, 16 (3): 261-267.

我国成人腹股沟疝质控体系的建立

1. 背景

腹股沟疝是临床上的常见病和多发病，按我国现有可查的发病率最为保守统计，我国该病患者数可能会超过200万人。随着20世纪80年代"无张力疝修补"概念的提出，这一疾病的治疗进入了一个新的纪元。20余年来，疝与腹壁外科领域在我国得到了快速发展，为世人所瞩目。

2000年6月我国正式成立了中华医学会外科学分会疝与腹壁外科学组（Chinese Hernia Society，CHS）。2012年8月成立了中国医师协会外科医师分会疝和腹壁外科医师委员会（Chinese Hernia College of Surgeons，CHCS）。这两大组织长期致力于推广、培训、监督我国腹壁疝的规范化诊治。CHS分别于2001年、2003年组织有关专家编写和修订了《成人腹股沟疝、股疝手术治疗方案》，经过近10年的经验总结和数据积累，并参考欧洲

《成人腹股沟疝诊疗指南》的内容，于 2012 年发表了更符合我国国情的《成人腹股沟疝诊疗指南（2012 年版）》，并在 2014 年进行了修改，更新为《成人腹股沟疝诊疗指南（2014 年版）》。在《腹股沟疝治疗国际指南（2018 版）》推出后不久，CHS 又再次更新了《成人腹股沟疝诊疗指南（2014 年版）》，发布了《成人腹股沟诊断和治疗指南（2018 年版）》，这是目前我国成人腹股沟疝诊疗方面最新、最具指导意义的指南性文件。随着腹腔镜手术数量的增加和经验的累积，同时为了和国际接轨，CHS 分别在 2013 年、2017 年出台了《腹股沟疝腹腔镜手术规范化操作指南》和《腹腔镜腹股沟疝手术操作指南（2017 版）》。而 CHCS 于 2012 年在卫生部医疗服务卫生标准委员会的管理下正式批准立项制定《成人腹股沟疝、股疝质量控制标准》。此项目遵循有利于保障公众健康，满足社会经济和卫生事业发展的需求，规范疾病预防、控制及医疗卫生服务和卫生监督执法工作的原则，遵循既符合我国国情又与国际标准协调一致的原则，经过全国疝领域众多专家讨论审定，于 2014 年正式推出。虽然指南内容较为细化、适用范围较广，但并不具备强制执行性和法律约束力，仅对各地腹股沟疝规范诊治起到推荐和建设性意见的作用。而与指南相比，《成人腹股沟疝、股疝质量控制标准》是以疾病的诊断、鉴别诊断、治疗适应证和禁忌证、治疗方法为出发点，规定了疾病诊疗的基本原则，具有相对强制性和法律约束力，在明确诊断、手术时机和手术方式的选择方面也有重要的指导意义。由此看来，质控标准是指南的纲领化，而指南是质控标准的有效扩充，两者相辅相成。

在 CHS 和 CHCS 两大组织的积极推动下，中国疝病的治疗水平有了很大的提升，尤其在手术数量和质量上。2017 年以来，我国每年成人腹股沟疝手术量（无张力修补术）已达到 100 万例以上。在 2016 年和 2017 年，著名的《柳叶刀》杂志对中国在腹股沟疝的诊治可及性和水平方面分别给予了 99 分和 100 分的高分评价。

2. 质控体系的建立

我国的疝与腹壁外科事业在取得巨大成绩的同时，也正视到了在发展过程中所遇到的一些问题。随着手术数量的不断攀升，各地区诊疗水平不均衡、信息获取不均等，使得不规范手术所引起的并发症越来越多，给患者造成额外的伤害和经济负担。再加上近年来疝和腹壁外科发展迅猛，新材料、新技术不断涌现，因此一个具备先进性、科学性、广泛性、实用性、持续改进性和可操作性的质量控制体系亟待建立。

与此同时，我国疝与腹壁外科专业仍在过去几十年所采取的"绩优模式（Center of Excellence Model）"下运行。这一模式下的流程标准往往只专注围绕患者治疗周期的某一些部分，或者是根据领域内一些专家的工作经验来制定，在包含有患者、医护、医院、医药公司、患者企业、医保制度和政府等个体的医疗综合体内运行。如果这一综合体内的每一个体都在追逐着利益的最大化，那么整个综合体必定得不到最优化的发展。因此这种"绩优模式"虽然能防止诊治中极端错误的发生，但在长期维持现状的同时却孕育着平庸，抑制着创新。因此，要使整个综合体发展达到最优化，所处的每个个体需要进行的是相对次优化，这种各个个体的次优化改进，往往需要进行管理、测评、分析和总结，形成一种可持续性的改进，这样才能获得个体的共赢和共同发展。

目前推崇的是建立一种"持续临床质量改进（continuous clinical quality improvement，CCQI）"质控体系，该体系可搭建更为广泛的临床规范诊疗平台和疾病宣教内容，促进医疗质量的总体提升。疝病 CCQI 质控体系最核心的内容可简单概括为：有一支高度专业的疝病诊治协作团队，围绕疝病患者的整个治疗周期（术前、术中、术后）来前瞻性地设计出一份规范化的诊治质量控制标准，在按此标准进行全程临床工作中，充分获取患者及其家属的要求，在综合规范化质控标准和患者个体化特殊性后，为每一患者制定出一份透明、动态的个体化疝病诊治方案并严格执行。疝团队在整个治疗周期中全程收集相关质控标准方面的数据，由团队或专设机构对这些多方面变量数据进行非线性分析和总结，定期对治疗质量、满意度、安全性、财政等方面进行评估，评估报告可逐层上报至上一级管理者（医院/医联体/质控中心/政府决策层），再根据各方反馈，对 CCQI 质控体系进行持续的改进。因此，这是一种以人为本的疝病诊治体系，如果能发展到国家层面，将会成为提供全民疝病医疗保健的基石。

在全国，上海市最早开展了疝病 CCQI 质控体系的探索。2013 年，上海市普通外科临床质量控制中心（以下简称"中心"）成立，中心在秦新裕、楼文晖等教授的领导下，致力于普通外科疾病的规范化诊疗。考虑到腹股沟疝这一疾病的多发性、常见性及诊治流程的相对统一性，中心于 2013 年 6 月联合上海市医学会普外科分会疝和腹壁外科学组制定了上海市第一个普外疾病质控标准，即《上海市成人腹股沟疝、股疝质量控制标准》，并以中心名义下发至二级以上医院执行，每年委托学组专家进行质量数据督查、上报、评估和反馈，至今质控标准已完成了 3 次更新，对提高全市腹股沟疝的诊治水平起到了很好的推动作用。上海市在腹股沟疝 CCQI 质控体系的探索上所取得的成果，受到了全国专业领域的关注，2015 年国家卫计委医政司委托上海市普通外科临床质量控制中心，该中心再委托复旦大学附属华东医院疝和腹壁疾病治疗与培训中心在中心主任唐健雄教授的主持下，组织了全国各省市 20 余位疝领域专家，于 2015 年 2 月制定了《成人开放腹股沟疝修补术质量控制指标》，量化了 12 项成人开放腹股沟疝修补术中的客观性指标，确定了每一指标的定义和计算公式，为今后进一步扩展质控工作提供了一定的帮助。

近年来，一些省市（如湖北、辽宁省等）纷纷建立起了普通外科临床质量控制中心，也开始关注腹股沟疝的质量控制工作。但我国幅员辽阔，各地区疝病诊治水平参差不齐，各地所建立的质控标准存在很大差异。为贯彻国家卫生健康委员会《关于坚持以人民健康为中心推动医疗服务高质量发展的意见》，将疝病 CCQI 质控体系推进到更高的层面（国家层面），进一步提高我国疝与腹壁外科的整体诊疗水平，在中华医学会外科学分会疝与腹壁外科学组组长唐健雄教授及全体学组专家的倡议下，在中华医学会外科学分会赵玉沛教授等领导的关心支持下，2019 年 1 月在上海正式成立了"中华医学会外科学分会疝与腹壁外科学组医疗质量控制中心（China Hernia Society Quality Center，CHSQC）"（图 1-4），全面承担和开展全国范围内的疝病质控工作。

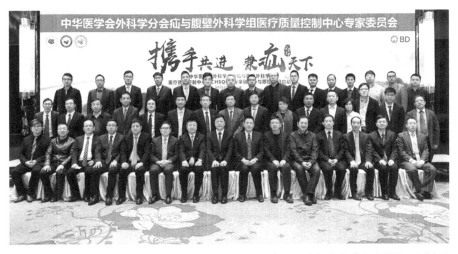

图1-4　中华医学会外科学分会疝与腹壁外科学组医疗质量控制中心成员（彩图见彩插2）

CHSQC 下设专家委员会，由专家委员会组织、研讨、制定、发布国家层面的 CHSQC 质控标准。目前 CHSQC 按地理区域设立了东、西、南、北四个区域认证中心，每一区域认证中心下设有区域专家委员会，负责制定基于 CHSQC 质控标准下的适合自身区域特点的区域质控标准。区域认证中心还负责认证申请加入区域中心的医院，使其成为 CHSQC 质控联盟成员单位。目前全国已认证了 48 家医院，分别为东区 16 家、南区 8 家、西区 12 家、北区 12 家，至此 CHSQC 组织构架已初具规模（图 1-5）。

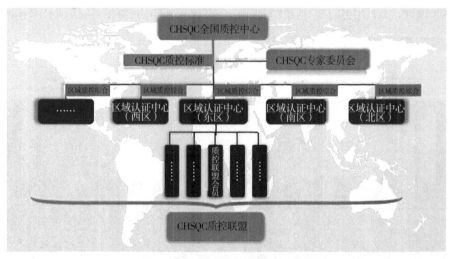

图 1-5　CHSQC 组织构架（彩图见彩插 3）

CHSQC 首先在腹股沟疝中开展 CCQI 理念下的质量控制，初定今后每季度发布 CHSQC 质控简报，每年发布年报，每两年根据反馈的综合数据进行分析、研讨，定期修订质控标准，形成长期可持续性改进态势。初设目标：至 2022 年，质控联盟单位达到 120 家以上，覆盖全国 100% 省份；基本完成全国质控信息化平台的搭建，以及质控综合数据库的构建，实现云端资源共享。今后质控将逐步扩大推广至其他各类腹壁疝中，全面提高我国疝专科的医疗质量。

总之，CCQI 理念下质控体系的建立和长期运行成功的首要条件在于各层面领导的高度重视，要赋予各级质控中心有效的行政执行力，才能形成评估、上报、反馈、改进的良性循环机制，保持长期的可持续改进性发展。加入质控联盟的单位需经区域质控认证中心按制定的认证标准进行认证，认证标准中最基本的要素一是要具备疝专科团队，二是年手术量在 200 台以上。体系有效运行的基础是要有高效统一的大数据平台及运行软件，运行软件应能合法植入到各医院的患者诊治信息系统中，这与患者出院后再回顾性地收集数据不同，而是伴随对患者的诊治，软件将同步收集所产生的各项数据，确保所有采集数据的真实可靠性。云端大数据的管理及共享，将贯穿整个治疗周期。平台运行软件具有可扩展性，可以植入多方面与成人腹股沟疝质控相关的模块［如临床路径、快速康复（ERAS）、血栓防治（VTE）、远期随访、不良事件等］，并不断升级获得更多有价值的数据。

CCQI 理念下的质控体系，既要有高度统一性（CHSQC 质控标准、管理处理平台和软件），又要有不同区域和个体的特色，是疝病诊治中规范化和个体化的完美结合。其结果不仅会为每一位疝患者带来最佳的治疗方案，也会为国家的医疗资源整合带来极具建设性的意见。

（黄　磊）

参考文献

1. 黄磊，蔡昭，唐健雄. 如何执行好成人腹股沟疝、股疝质量控制标准. 外科理论与实践，2016，21（2）：183-184.

2. 唐健雄，黄磊，李绍杰. 以持续临床质量改进制度为标准开展疝病诊断与治疗工作. 中国消化外科杂志，2019，18（1）：53-56.

3. ROSEN M J. Quality measures in hernia surgery. Surg Clin N Am, 2018, 98（3）：441-455.

4. POULOSE1 B K, ROLL S, MURPHY J W, et al. Design and implementation of the Americas Hernia Society Quality Collaborative（AHSQC）：improving value in hernia care. Hernia, 2016, 20（2）：177-189.

5. KAPLAN R S, PORTER M E. How to solve the cost crisis in healthcare. Harv Bus Rev, 2011, 89（9）：46-52.

6. NICHOLAS L. Hospital process compliance and surgical outcomes in medicare beneficiaries. Arch Surg, 2010, 145（10）：999-1004.

7. KESSELL E, PEGANY V, KEOLANUI B, et al. Review of medicare,

medicaid, and commercial quality of care measures: considerations for assessing accountable care organizations. J Health Polit Policy Law, 2015, 40（4）：761-796.

8. MUYSOMS F, CAMPANELLI G, CHAMPAULT G G, et al. EuraHS: the development of an international online platform for registration and outcome measurement of ventral abdominal wall hernia repair. Hernia, 2012, 16（3）：239-250.

9. HENIFORD B T, LINCOURT A E, WALTERS A L, et al. Carolinas comfort scale as a measure of hernia repair quality of life: a reappraisal utilizing 3788 international patients. Ann Surg, 2018, 267（1）：171-176.

10. HASKINS I N, KRPATA D M, ROSEN M J, et al. Online surgeon ratings and outcomes in hernia surgery: an Americas Hernia Society Quality Collaborative analysis. J Am Coll Surg, 2017, 225（5）：582-589.

如何建立补片相关不良事件监测系统

1. 背景

腹股沟疝是普外科常见病、多发病，发病率高，根据《腹股沟疝治疗国际指南（2018 版）》，预计男性终生腹股沟疝发病率为 1/3，女性也有 5% 左右。尽管其中包含一部分隐匿性疝或是无症状者，暂时无须手术治疗，但腹股沟疝的发病数仍然十分惊人。自从我国 1997 年开始应用无张力疝修补术以来，腹股沟疝的诊疗效果较之前已经有了巨大的进步。2018 年在 *Lancet* 杂志的医疗可及性评分中，我国的腹股沟疝诊疗被评为 100 分，位居全球的最前列，这也与我国疝与腹壁外科工作者长年坚持不懈的努力密切相关。

但在现阶段，绝大多数疝补片（合成材料）置入后将遗留在患者体内不被吸收，即使是一部分可吸收的材料，其置入体内后的长期反应仍然无法被监测，因而可能引起的各种术后并发症

（如补片感染、慢性疼痛、肠瘘、复发等）也屡见不鲜。腹股沟疝是良性疾病，因手术治疗、置入医疗材料而产生一系列的并发症，势必会使治疗效果和患者的生活质量下降甚至治疗失败，对患者、对医师都是难以接受的。同时，疝病的高发病率势必会有庞大的患者群，在我国目前每年已经有超过 100 万例的成人腹股沟疝病例，如果按照国际指南中提到的 3% ～ 15% 的并发症发生率计算，这无疑是一个巨大的数字，必然会带来很大的社会经济学损失。

全球的医疗从业者都在积极跟进疝补片的不良事件，根据美国食品药品监督管理局（FDA）公共数据开放项目（open FDA）已经发布的 2014—2019 年不良事件报告分析，与疝补片有关的不良事件报告共 40 941 起，被 FDA 标注为不良事件的共 39 630 起。其中 39 658 起事件造成了人员受伤，人员受伤事件发生率接近 97%，比同期不良事件致伤事件发生率（32%）偏高很多，暂无事件造成人员死亡。

这些报告者为医师、护士、药剂师和健康专家，上报的不良事件共 2074 起，占不良事件报告总数的 0.5%，比同期不良事件由医师、护士、药剂师和健康专家上报比例（24.4%）低很多。而由律师上报的不良事件数量为 6710 起，这与疝补片诉讼案较多有关。而由厂商主动报告的事件 39 904 起，占不良事件总报告数的 97.5%，低于同期不良事件由厂商主动报告的比例（98%）。由使用机构报告的事件 54 起，由最终用户报告的事件 804 起，分销商报告的事件179起。

同期，美国出现的疝补片召回共有6起，而欧洲则有15起，基本都是厂商主动召回，前提是医师和政府进行了密切的材料学不良事件的监测工作。出现的主要召回原因是不正确的过期日期、员工包装错误等，与手术不良反应关系不大。

而我国疝补片不良事件的监测工作起步相对较晚，这也与整个国家的相关法规政策滞后有一定的关联。作为全球腹股沟疝手术量最大的国家，该监测系统的建立刻不容缓。2017年，由上海市食品药品监督管理局医疗器械不良反应监测中心牵头开展的《"十三五"医疗器械疝补片重点监测哨点医院建设》项目，入选了华东地区五省共17家医院共同作为疝补片不良事件的监测哨点单位。从2018年开始的两年工作中，已初步建立了工作制度，包括不良事件和可疑不良事件的发现、收集、调查、分析、评价、报告、控制和反馈的流程；突发、群发事件处置程序；产品追溯的管理制度；产品追溯制度和培训制度。相关临床科室在"重点监测管理系统"中注册，指派专人负责收集、填报疝补片重点监测相关信息。

同时，通过数据库的建立，在"重点监测管理系统"中对使用疝补片的情况实施登记，发现疑似不良事件后进行后续跟踪观察，填写不良事件的信息。同时按照报告原则完整、准确、详细填写《可疑医疗器械不良事件报告表》，根据本院医疗器械不良事件监测工作制度报告相关部门（如医务处、设备科、器械科、后勤科、资产处），并加强已发生不良事件产品的跟踪监测。

2020 年，在完成课题的基础上，上海市药品监督管理局医疗器械不良反应中心与笔者单位完成《疝补片医疗器械不良事件监测指导意见（草案）》，把这一工作逐渐日常化、常规化、规范化，这也体现出政府部门对于疝补片不良事件监测工作逐步实施的决心。

2. 内容

建立疝补片的不良事件监测系统的目的是为了帮助疝补片产品医疗器械上市许可持有人（以下简称持有人）、经营企业和使用单位及主体（临床医师、护士）正确理解、辨识和报告疝补片产品发生的不良事件。规范不良事件的报告，提高不良事件报告的准确性和完整性，避免漏报和误报，提高报告质量。其最终目的在于及时发现医疗器械存在的问题和风险，有利于及时纠正问题和对风险采取控制措施。其应在现行法规和标准体系及当前认知水平下制定，并随着疝修补补片相关技术的进步、临床医学相关诊疗技术的发展、法规和标准的不断更新，进行完善和修订。

医疗器械不良事件的定义是指已上市的医疗器械在正常使用情况下发生的导致或者可能导致人体伤害的各种有害事件。严重伤害是指有下列情况之一者：①危及生命；②导致机体功能的永久性伤害或者机体结构的永久性损伤；③必须采取医疗措施才能避免上述永久性伤害或者损伤。

医疗器械质量投诉的定义是指宣称已从组织的控制中放行的医疗器械存在与标识、质量、耐用性、可靠性、可用性、安全或性能有关的缺陷或宣称影响这些医疗器械性能的服务存在不足的书面、电子或口头沟通。

医疗事故的定义是医疗机构及其医务人员在医疗活动中，违反医疗卫生管理法律、行政法规、部门规章和诊疗护理规范、常规，过失造成患者人身损害的事故。

医疗器械不良事件报告应遵循以下 3 个原则：依法原则、风险管理原则、可疑即报原则。根据上述原则，可将临床发生的事件分为以下 4 种。

（1）应当报告的不良事件

该事件合理地表明，有可能是由于医疗器械导致或者可能导致严重伤害或者死亡的可疑医疗器械不良事件。

是否可能造成患者伤害、伤害严重程度由医师或有临床专业背景的人员结合临床实际情况进行判断。

医疗器械持有人发现或者获知导致或者可能导致严重伤害或者死亡的可疑医疗器械不良事件时，应当及时通过国家医疗器械不良事件监测信息系统报告。经营企业、使用单位发现或者获知导致或者可能导致严重伤害或者死亡的可疑医疗器械不良事件时，应当及时通过国家医疗器械不良事件监测信息系统上报，并通过投诉途径及时告知持有人。

当医疗器械不良事件发生频次（概率）明显增加，超出预期，和（或）出现新的未预期的不良事件模式，应当通过国家医疗器械不良事件监测信息系统报告。

创新医疗器械应当报告所有医疗器械不良事件。

（2）可以报告的不良事件

医疗器械不良事件报告应当遵循可疑即报的原则，怀疑某事件为医疗器械不良事件时，应当首先通过投诉途径及时报告持有人，也可以作为医疗器械不良事件进行报告。

需要注意的是，持有人、经营企业及使用单位应多方配合，尽最大努力收集／提供不良事件相关信息，来判断是否为医疗器械不良事件，并决定是否报告。

（3）按质量投诉途径报告的事件

对于未涉及患者伤害的，符合质量投诉定义的事件，应通过质量投诉途径告知持有人。

医疗器械经营企业、使用单位无法识别事件性质的，应当通过投诉途径及时报告持有人。

持有人应当对收到的事件信息启动调查、分析及评估，调查评估结果表明该事件属于应当上报不良事件的，应及时通过国家医疗器械不良事件监测信息系统上报。

（4）豁免报告的事件

非医疗器械原因导致的事件，无须上报国家医疗器械不良事件监测信息系统，应按相关规定报告。

使用前发现的医疗器械质量问题，无须上报国家医疗器械不良事件监测信息系统，可通过投诉途径及时告知持有人，如使用前发现的质量问题、临床违规使用（非正常使用）造成的不良事件等。

根据腹股沟疝术后不良事件的类型，与补片相关的不良事件范围大致可以包括以下几种。

（1）补片感染

补片感染是应用补片较常见的并发症，处理方法都比较棘手。临床医师往往面临两难的抉择，如果取出所置入的补片，则有可能导致疝的复发和前次手术的失败，甚至导致扩大手术范围，显著增加诊疗成本。

补片感染因需要采取额外医疗措施干预才能避免严重伤害的发生，属于应当上报的不良事件。

（2）术后疼痛

疝补片修补术后疼痛很常见，程度轻重不一。

疼痛可在术后立即发生，多是手术创伤及置入物放置后的正常反应，一般通过止痛对症处理后多能缓解。腹股沟疝术后慢性疼痛，一般是指在术后3～6个月仍旧出现的与手术相关的疼痛或者不适感。疼痛的性质是神经所在的局部的烧灼样疼痛和放射性疼痛，范围多与神经分布相关。疼痛可以是持续存在的，也可以是间歇性出现，但多数情况下是与活动有关的。主要原因除手术时神经受到机械性损伤及心源性因素之外，置入网片所引起的慢性炎症、网片对神经断端的刺激、网片皱缩引起腹股沟区组织（特别是神经组织）的牵拉均有相关性，在术后慢性疼痛的病例中更加常见。

（3）补片移位侵蚀腹腔脏器

补片移位可以侵入腹腔内的脏器而造成严重的后果。侵入小肠、结肠、膀胱、输尿管等可使患者发生肠瘘、膀胱瘘等严重的并发症；侵入盆腔脏器如阴道、直肠等可使得患者发生盆腔脏器的严重功能障碍，甚至盆腔感染等严重并发症。

补片的感染与侵蚀具有协同作用，感染也能促进补片移位，同时侵蚀可以造成周围组织的感染。

此类不良事件会造成严重后果，往往需要手术取出患者移位的补片并纠正由此引起的肠瘘、膀胱瘘、盆腔脏器损伤等严重的并发症，应当报告。

（4）腹股沟疝复发

术后复发意味着手术治疗的失败，其原因较多。不规范的手术操作、不合适的补片、再发疝、术后血肿或者血清肿、补片感染、患者自身因素（如早期不恰当的活动）等都可能造成腹股沟疝术后复发。

未按照补片使用说明或者医疗常规使用补片而造成的疝复发应予以报告：将网塞从外环口塞入修补者；将聚丙烯等非组织隔离补片放入腹腔内修补者；将尺寸不够的补片置入腹膜前间隙进行腹股沟疝修补术（一般要求开放手术至少为 8 cm × 12 cm、腹腔镜手术至少为 10 cm × 15 cm）；将 ePTFE 等组织隔离补片应用于腹膜外进行疝修补，可能会因组织排斥、长入延迟而最终导致疝的复发等。

补片感染是导致疝复发的重要原因。如果补片发生感染而不得不将补片取出，则复发的概率明显增加。

补片的皱缩和移位也是疝修补术后复发的原因之一。复发均为疝囊从补片的边缘膨出，而未观察到有疝囊穿过补片而复发的病例。由于补片可发生不同程度地皱缩，因此置入的补片要有足够的大小，应按照指南或者临床专家共识的要求选材，以防止可能的补片皱缩而引起的复发。

对于术后复发的不良事件，往往需要再次手术干预，不论原因是与产品相关还是与操作等相关，建议归为应该报告的不良事件，并在报告中就可能的原因做出分析说明。

（5）血清肿

血清肿（表 1-2）是在组织潜在腔隙或术后形成的腔隙内由于无菌性炎症反应、渗出物聚集而形成的液体团块。体检时发现原疝囊部位孤立、光滑、不可回纳的包块膨出。

表 1-2 血清肿分型定义和临床意义

分型	定义	临床意义
0 型	无临床血清肿	无临床血清肿
I 型	临床血清肿＜1 个月	单纯事件
II 型	临床血清肿＞1 个月	单纯事件

续表

分型	定义	临床意义
III型	可能需要内科治疗的无症状血清肿：血清肿 相关轻微并发症	并发症
IV型	需要治疗的血清肿：血清肿相关严重并发症	并发症

临床血清肿可经体检发现，但是极轻微的不适感不引起任何症状或是不影响日常活动。轻微血清肿相关并发症是指会影响日常活动的较严重不适，如疼痛、切口感染、蜂窝组织炎及超过 6 个月的血清肿。严重并发症则是指感染、复发及补片排斥反应需要去除。Ⅰ型和Ⅱ型可认为是单纯事件，属于可以报告的不良事件，而Ⅲ型和Ⅳ型成为术后并发症，因其需要药物治疗或是外科相关的治疗则属于应当报告的不良事件。

一般血清肿事件属于可以报告不良事件，若超过 1 个月，需要采取引流或者其他治疗措施，则属于应该报告的不良事件。

（6）深静脉血栓

深静脉血栓（deep vein thrombosis，DVT）虽然发生率很低，但在围手术期发生的可能性却不低，国外报道为 10%～40%。我国的 CHAT-1 研究报道腹股沟疝围手术期 DVT 发生率为 0.1%，虽不高但是临床后果和结局往往是致命性的。腹股沟疝术后 DVT 形成的原因之一是网塞填充式腹股沟疝修补术后，由于网塞三维立体结构可能压迫股静脉，影响下肢静脉血液回流而产生下肢深静脉的血栓。对于腹膜前间隙置入补片行腹股沟疝修补术的患者，其补片折叠卷曲也可压迫股静脉而导致血栓形成。术中髂血管等大血管损伤修复的过程也会造成 DVT 的发生。

根据上海市普通外科临床质量控制中心 2018 年发布《上海市普通外科住院患者静脉血栓栓塞症防治管理规范》，下肢深静脉血栓一旦形成，则需要额外的药物甚至介入治疗，属于应该报告的不良事件。

（7）其他

患者对材料过敏，虽然未必与产品本身相关，但后果较严重，建议归为应该报告的不良事件，报告中应对事件原因予以分析说明。

使用前检查发现的产品包装破损、标签字迹模糊、产品损坏等质量缺陷或故障，不属于产品不良事件，属于产品质量投诉，应当通过投诉途径及时报告给持有人。

使用者未按照使用说明书、标签、警示信息规定要求，错误地将不能用于腹腔内修补的补片用于腹腔内，导致不良事件或医疗事故发生，属于非正常使用医疗器械，不符合医疗器械不良事件定义，发生的事件可免除报告不良事件，而应向卫生行政部门报告（表 1-3）。

一个真实、准确、完整的不良事件报告应该包含该事件相关的医疗器械信息、不良事件信息、使用信息和临床治疗信息等。

表 1-3　不良事件报告表

上报系统模块信息	上报系统各模块原有字段信息	其他需要填写的关键信息和填写位置
医疗器械	*产品名称 *注册证编号 曾用注册证编号 *曾用注册证编号上报 型号 规格 *产地 管理类别 产品类别 产品批号 产品编号 UDI 生产日期 有效期至	除了带*的必填信息应准确填写外，所使用器械的规格/型号、产品批号、产品编号等信息必须准确
不良事件情况	*事件发生日期 *发现或获知日期 *伤害 伤害表现 器械故障表现 姓名/出生日期 年龄类型/年龄 性别/病历号 既往病史	除了带*的必填信息准确填写外，如下其他信息也应准确填写： 病史：并发症（Ⅰ型糖尿病、Ⅱ型糖尿病、心脏病、高血压、肺部疾病等） 职业因素：（体力劳动、办公室等） 伤害表现： □积液　　　□血肿　　　□伤口感染 □疼痛：止痛措施（止痛药频率） □补片移位侵蚀　　　□复发：复发时间 □其他：请注明

续表

上报系统 模块信息	上报系统各模块原有 字段信息	其他需要填写的关键信息和填写位置
使用情况	预期治疗疾病或作用 * 器械使用日期 * 使用场所 场所名称 * 使用过程 合并用药 / 械情况说明	除了带 * 的必填信息准确填写外，"使用过程" 一栏详细描述应包含以下信息： 手术过程： 麻醉：　□全身麻醉　　□区域阻滞麻醉 　　　　□局部麻醉 预防性使用抗生素：　□无　　　□单剂量 　　　　　　　　　□超过单剂量 腹股沟疝类型：□斜疝（间接）□直疝（直接） 　　　　　　　□股疝　　　□闭孔疝 手术方式：□传统疝修补术 □无张力疝修补术 　　　　　□腹腔镜疝修补术 补片类型：□合成补片　　□生物补片 　　　　　□复合补　　　□杂交补片 补片数量：□一个　　　　□两个

3. 总结

腹股沟疝补片置入的手术目前已经成为行业标准，补片的置入方式及长入环境不能像其他一些置入物那样被轻易取出体外。长时间的留存于体内环境可能出现各种不良反应。目前官方所能得到的不良事件的反馈途径匮乏，数据收集不完整，临床一线也缺乏相应的报告机制，不良反应事件数量被严重低估。在我国医疗可及性已经趋于完善的同时，有必要尽快地将疝补片相关不良事件检测系统建立，并通过医疗器械上市许可持有人、经营企业、使用单位及主体（临床医师、护士）及政府相关职能部门的共同努力将这一工作做好。

（李绍杰）

参考文献

1. Hernia Surge Group. International guidelines for groin hernia management. Hernia, 2018, 22 (1): 1-165.

2. GBD 2016 Healthcare Access and Quality Collaborators. Measuring performance on the Healthcare Access and Quality Index for 195 countries and territories and selected subnational locations: a systematic analysis from the Global Burden of Disease Study 2016. Lancet, 2018, 391 (10136): 2236-2271.

3. 中华医学会外科学分会疝与腹壁外科学组，中国医师协会外科医师分会疝和腹壁外科医师委员会. 成人腹股沟疝诊疗指南（2018年版）. 中国实用外科杂志，2018，38（7）：704-706.

4. GEERTS W H, BERGQVIST D, PINEO G F, et al. Prevention of venous thmmboembolism: american College of Chest Physicians EvidenceBased Clinical Practice Guidelines (8th Edition). Chest, 2008, 133 (6): 381-453.

5. 王明刚，李航宇，张光永，等. 我国成年人腹股沟疝围手术期静脉血栓栓塞症的发生率和相关因素现状调查（CHAT-1）.中国实用外科杂志，2019，39（8）：30-35.

6. 上海市普通外科临床质量控制中心.上海市普通外科住院患者静脉血栓栓塞症防治管理规范.中国实用外科杂志，2018，38（3）：245-249.

第二篇

腹壁疝

《腹壁切口疝诊断和治疗指南（2018年版）》更新内容解读

　　成人腹壁切口疝因形态、部位和大小差异较大，长期疗效远差于腹股沟疝修补术，因此切口疝诊治规范和指南在指导腹壁与疝外科医师临床行为中格外重要。中华医学会外科学分会疝与腹壁外科学组和中国医师协会外科医师分会疝和腹壁外科医师委员会组织国内有关专家、学者对《腹壁切口疝诊疗指南（2014年版）》加以讨论和修订，并增加部分相关内容，编写完成《腹壁切口疝诊断和治疗指南（2018年版）》。

　　《腹壁切口疝诊断和治疗指南（2018年版）》一共4528字，分为定义、病因及病理生理学变化、诊断、分类和治疗5部分。该指南的主要篇幅介绍了腹壁切口疝的分类和治疗，对临床实践具有很好的指导作用。

　　近年来关于腹壁切口疝诊治的更新主要源于复杂巨大腹壁切口疝手术方式和修补材料的进步。因此《腹壁切口疝诊断和治疗指南（2018 年版）》在病因及病理生理学变化、诊断和分型中各有 1 处更新，但是在第 5 部分"治疗"中进行了 7 处更新，更新和修订后的指南将成为一部表述更严谨、内容更前沿、临床操作性更强的指导性文件。以下简述该指南修订要点。

1. 病理生理学

《腹壁切口疝诊断和治疗指南（2018 年版）》指出切口疝也会发生嵌顿、绞窄。

腹壁切口疝多由于初次手术时关闭切口技术不当或者术后切口感染导致局部腹壁缺失，腹腔内容物在腹腔压力的作用下向外凸出。多数情况下，切口疝的疝囊较大，疝内容物多为可复性肿物。

切口疝对机体的危害主要源于疝囊逐步增大，腹腔内脏器进入疝囊形成第二腹腔，引起内脏器官的移位、功能障碍及再次手术后的腹腔间室综合征。

随着腹腔镜等微创技术在胃肠外科领域的普及和推广，戳卡孔疝也越来越引起大家的关注。常规胃肠外科手术的戳卡孔直径分为 5 mm、10 mm 和 12 mm 三种类型，由于孔径较小，手术结束时难以做到满意的闭合，多数仅能缝合皮肤及皮下组织。对于直径为 5 mm 的戳卡孔，取出戳卡后腹壁缺损很小，无须特别处理亦不会出现切口疝。但是直径为 10 mm 和 12 mm 的戳卡孔有时可能由于腹壁愈合不良等出现切口疝。该类切口疝的疝环仅为12 mm左右，因此一旦出现腹腔内容物进入疝囊，疝内容物难以自行还纳。若疝内容物为小肠组织，则会引起肠壁嵌顿水肿，进一步加重后出现肠梗阻、肠坏死。

2. 诊断

《腹壁切口疝诊断和治疗指南（2018年版）》指出有隐匿切口疝的存在，即有极少数情况在其他腹腔镜手术中发现原手术切口处有腹壁缺损和疝囊结构。

腹壁切口疝的诊断主要依靠腹壁出现可复性肿物，体格检查时可见腹壁结构缺损。CT及MRI主要用于判断切口疝的具体大小、疝内容物、疝分型以协助临床治疗决策选择，因此绝大多数术前已明确诊断。但也有极少数的情况，在术前不管是临床症状还是术前影像学检查都未明确发现"疝"的存在。因其他原因需行腹腔镜手术时，腹腔镜探查发现既往手术切口的部位有小的腹壁缺损，以及疝囊结构，又称为隐匿性"针孔疝"。

3. 分类

《腹壁切口疝诊断和治疗指南（2018年版）》更新了巨大切口疝的标准：腹壁缺损最大直径＞12 cm或疝囊容积与腹腔容积比＞20%（不论其腹壁缺损最大直径多少）。

由于原有疾病、切口选择部位及愈合情况不同，切口疝的发生部位及缺损大小存在很大的差别，因此不同切口疝的治疗策略选择及疗效也存在很大的差异。切口疝的分类不仅有利于医师制定手术方案、评估手术难度，同一分类标准也有利于不同研究的疗效比较。同《腹壁切口疝诊疗指南（2014年版）》版相比，在依据腹壁缺损大小的分类中，《腹壁切口疝诊断和治疗指南（2018年版）》依然是将腹壁最大缺损直径＜4 cm的定义为小切口疝；最大缺损直径4～8 cm的为中切口疝；最大缺损直径为8～12 cm的为大切口疝；最大缺损直径＞12 cm的为巨大切口疝。关于巨大切口疝的另一个定义是疝囊容积与腹腔容积的比值，在《腹壁切口疝诊疗指南（2014年版）》中，其比值＞15%为巨大切口疝，而在《腹壁切口疝诊断和治疗指南（2018年版）》中其比值调整为＞20%。

巨大切口疝不论是缺损直径大于12 cm还是腹腔容积比＞20%，都给诊治带来巨大挑战，特别是当腹腔容积比＞20%时，关闭腹壁缺损后第二腹腔内的脏器回纳入腹腔可能导致腹腔压力增高，进而影响心、肺、肾等各重要脏器功能。

4. 治疗

（1）治疗原则和手术指征

对于术前诊断为巨大切口疝伴有腹腔容量丧失致腹壁功能不全的患者，术前更加强调MDT模式。主刀医师应邀请整形科、心血管科、呼吸科和重症医学科等多个学科共同参与制定手术方案。

切口疝对全身机能产生的影响主要源于缺损腹壁不同程度地破坏了胸腹腔压力平衡。小的切口疝由于剩余腹肌和膈肌的代偿，一般难以造成全身系统的影响。但是对于巨大腹壁切口疝，大量腹腔内组织和器官移位进入疝囊，当疝囊容积与腹腔内容积比例达到一定程度，还纳疝内容物将会对呼吸、循环等全身系统构成威胁，这种状态称为巨大切口疝伴有腹腔容积丧失致腹壁功能不全。面对这种复杂情况，手术方式的选择、是否需要主动减容、术后的心功能和呼吸功能不全及可能面临的腹腔压力增高等一系列难题都最终影响患者的预后，而任何一名专科医师都难以解决所有难题。因此，只有采用 MDT 的模式，针对患者的具体情况，所有可能涉及的学科共同讨论参与制定治疗方案才能获得最优的疗效。

（2）手术时机

对于择期手术时机的选择《腹壁切口疝诊断和治疗指南（2018年版）》中没有更新。以往认为腹腔镜在急诊手术时是禁忌。随着腹腔镜手术经验的不断积累，《腹壁切口疝诊断和治疗指南（2018 年版）》新增"因病情需要行急诊手术时，应遵循个体化治疗原则，腹腔镜手术不是急诊手术禁忌"。腹腔镜手术具有探查更全面、创伤小等优点，在腹腔镜技术经验丰富的单位，也可在急诊手术时采用腹腔镜手术。

（3）切口疝修补材料

切口疝特别是大切口疝和巨大切口疝手术疗效的提高与修补材料的进步密不可分。《腹壁切口疝诊断和治疗指南（2018年版）》关于修补材料部分共进行了3处更新：①生物材料部分补充说明"此类材料还可进一步分为交联或非交联"；②部分可吸收材料中，补充解释"如在聚丙烯或聚酯材料表面复合有胶原蛋白或氧化再生纤维可吸收材料"；③明确强调"未写明可直接放入腹腔内的材料，不准许放入腹腔内"。

目前将自然来源的生物材料和完全可吸收的合成材料制成的补片均统称为生物补片。生物补片的愈合过程是"降解 – 重塑"的生物愈合，不同于不可吸收的聚合材料的瘢痕愈合。虽然同为生物补片，交联和非交联生物补片的再生原理及特性不同，疝外科医师在选择时也应根据实际情况合理选择。脱细胞技术制备的非交联生物补片，其修复组织缺损的原理是吸引并调控宿主细胞在支架内生长和分化形成新的自身组织替换置入材料，从而完成对缺损的修复，即"内源性诱导再生"。因此，非交联生物补片置入后呈现快速血管化及吞噬细胞早期进入修补区域，加之最终无永久性材料残留，具有一定的抗感染能力，而且一旦出现了感染也不必将补片取出。但是如果因各种原因导致降解快于再生速度则可能导致疝复发。而所谓交联是指通过化学或物理的方法导致较远分子内部和胶原分子间赖氨酸、羟赖氨酸、精氨酸等残基之间共价键结合。交联补片的优势是封闭和胶原酶对支架的降解，材料置入后比较稳定，但是如果在加工过程中交联控制不当导致补片网孔缩小，限制了宿主细胞对支撑材料的浸润，这就使得修复过程中纤维性包裹远胜于组织重塑，从而使其特性类似于聚丙烯材料。

随着无张力疝修补术的广泛开展，补片术后引发的慢性疼痛和异物感逐渐被业界重视，综合分析引起术后不适的主要原因是术者操作不当导致的损伤，更重要的是不可吸收材料补片置入后产生的瘢痕化皱缩导致。理论上合成有可吸收材料的部分可吸收补片在提供持续张力的同时也降低了瘢痕挛缩的发生，可能减少术后疼痛的发生率。

腹壁切口疝术后的严重并发症均由手术中的置入材料导致，特别是编织补片在腹腔内直接与肠管、膀胱等内脏器官接触，长时间的腐蚀导致的严重感染、肠瘘、尿瘘等并发症，严重时威胁生命，后续处理十分棘手。因此《腹壁切口疝诊断和治疗指南（2018 年版）》再次强调，不可将未标明可直接放入腹腔内的补片裸露在腹腔内，与内脏器官接触。

5. 手术方法

《腹壁切口疝诊断和治疗指南（2018 年版）》中对于手术方法部分也做了较多更新，主要包括以下几个方面：①与《腹壁切口疝诊疗指南（2014 年版）》中不推荐使用"桥接"技术不同的是，《腹壁切口疝诊断和治疗指南（2018 年版）》变更为"当无法关闭肌肉、筋膜时可部分使用修补材料的桥接"；②在修补材料放置位置中新增 TAPE 方法；③在组织结构分离技术中新增 TAR 技术（腹横肌松解技术，transversus abdominis release）；④新增肌肉筋膜皮瓣转移的腹壁重建方法。

巨大腹壁切口疝类型复杂，临床处理困难。虽然现代精细解剖理念、腹腔镜、内镜甚至机器人等先进外科技术不断涌现，但是对于巨大腹壁切口疝尚无理想的治疗方法。腹壁切口疝治疗的目的在于恢复腹壁解剖的完整性，重建腹壁以恢复腹壁的功能。而腹壁重建的核心在于腹壁缺损的关闭，因此如何关闭巨大切口疝的缺损，以及在此基础上如何修复腹壁功能是腹壁和疝外科医师面临的巨大挑战，也是近年来各种新技术、新理念不断涌现的原因所在。

自 20 世纪 90 年代以来，美国 Ramirez 教授首次提出的组织结构分离技术（component separation technique，CST）为各种巨大腹壁缺损的修复和重建提供了新的思路。但是由于其较高的切口并发症发生率及复发率，后续学者不断改进。《腹壁切口疝诊断和治疗指南（2018 年版）》中，首次介绍了 2012 年由 Novisky 教授首先报道的 TAR 技术，即腹横肌松解技术。该技术是 CST 的进一步发展与完善，其在常规显露疝环，游离疝囊及腹腔粘连，然后显露腹直肌前后鞘交汇处后，在其内侧 0.5 ～ 1.0 cm 纵向切开腹直肌后鞘，显露下方的腹横肌并纵行切开，显露肌后间隙，使得腹直肌后鞘得以向内推进，研究表明一侧腹壁的 TAR 可实现 8 ~ 12 cm 的松解。

如前所述，切口疝修复的首要条件是缺损的关闭，但由于"桥接"方法导致切口疝修补后复发率较高，故在《腹壁切口疝诊疗指南（2014 年版）》中明确反对自身结构和修补材料的"桥接"方法。但是对于某些特殊的巨大缺损，有时即使应用了各种组织结构分离技术后仍无法关闭缺损，《腹壁切口疝诊断和治疗指南（2018 年版）》提出"当无法关闭肌肉、筋膜时可部分使用修补材料的桥接"，目的是尽一切可能恢复腹壁的完整性。除此之外《腹壁切口疝诊断和治疗指南（2018 年版）》还新增"可以应用肌肉筋膜皮瓣移植进行腹壁重建，同时也可以辅以人工材料进行加强修补"。

除了恢复腹壁的完整性外，还需应用修补材料加强腹壁结构，修复腹壁的功能。修补材料的放置可以在开放状态下完成，也可以通过腹腔镜完成。根据修补材料放置位置的不同，一般分为腹壁肌肉前[肌筋膜前置补片修补法（Onlay）]、腹壁肌肉后（腹膜前）[肌后筋膜前置补片修补法（Sublay）]，以及腹腔内放置[IPOM 或腹腔内置补片法（Underlay）]。开放状态下一般采用前两种方式，腹腔镜下一般采用最后一种方式。《腹壁切口疝诊断和治疗指南（2018 年版）》新增腹腔镜修补手术材料放置位置的特殊类型，即将修补材料部分放置于腹腔内，另一部分放置于腹膜前间隙，该方法称为 TAPE，其对于边缘型切口疝，特别是耻骨上疝具有较好的疗效。

6. 医师准入

《腹壁切口疝诊断和治疗指南（2018 年版）》对于从事腹壁切口疝手术的医师资质强调除了取得中级以上职称外，还必须经过专业培训。

在腹壁切口疝修复的临床疗效中，手术医师的经验和治疗方式的选择至关重要，特别在面对巨大切口疝和情况复杂的切口疝时，需要多学科的协作和集体决策。因此，从事疝和腹壁外科专业医师的准入至关重要。在《腹壁切口疝诊断和治疗指南（2018 年版）》中除了依然要求具备中级及以上专业技术职称外，更加强调必须经过专业的培训。近年来，不管是新的外科技术还是修补材料不断推陈出新，非专业培训的疝外科医师难以跟上时代的变革，无法保证疝外科的手术疗效。

综上所述，《腹壁切口疝诊断和治疗指南（2018 年版）》是在《腹壁切口疝诊疗指南（2014 年版）》的基础之上，结合近年来的临床研究结果及广泛征求疝专科医师的意见，经过多次讨论修订而成的，涵盖了腹壁切口疝的概念、诊断、手术时机、补片选择和手术方式等腹部切口疝诊治的全过程，语言精练、措辞严谨，必将为广大从事腹壁切口疝专业的医师提供高质量的指导意见。

（徐　徕　刘子文）

参考文献

1. 中华医学会外科学分会疝与腹壁外科学组，中国医师协会外科医师分会疝和腹壁外科医师委员会 . 腹壁切口疝诊断和治疗指南（2018 年版）. 中华疝和腹壁外科杂志（电子版），2018，12（4）：241-243.

2. KROESE L F, SNEIDERS D, KLEINRENSINK G J, et al. Comparing different modalities for the diagnosis of incisional hernia：a systematic review. Hernia, 2018, 22 (2)：229-242.

3. KOKOTOVIC D, BISGAARD T, HELGSTRAND F. Long-term recurrence and complications associated with elective incisional hernia repair. JAMA, 2016, 316 (15)：1575-1582.

4. MUYSOMS F E, MISEREZ M, BERREVOET F, et al. Classification of primary and incisional abdominal wall hernias. Hernia, 2009, 13 (4)：407-414.

5. JENSEN K K, BACKER V, JORGENSEN L N. Abdominal wall reconstruction for large incisional hernia restores expiratory lung function. Surgery, 2017, 161 (2)：517-524.

6. LIU J, ZHAI Z W, CHEN J. The Use of Prosthetic Mesh in the Emergency Management of Acute Incarcerated Inguinal Hernias. Surg Innov, 2019, 26 (3)：344-349.

7. 张剑 . 非交联生物补片临床相关事项分析 . 中华疝和腹壁外科杂志（电子版），2017，11（2）：86-89.

8. BITTNER R, BINGENER-CASEY J, DIETZ U, et al. Guidelines for laparoscopic treatment of ventral and incisional abdominal wall hernias (International Endohernia Society (IEHS) —part 1. Surg Endosc, 2014, 28 (1): 2-29.

9. BITTNER R, BINGENER-CASEY J, DIETZ U, et al. Guidelines for laparoscopic treatment of ventral and incisional abdominal wall hernias (International Endohernia Society [IEHS]) —Part 2. Surg Endosc, 2014, 28 (2): 353-379.

10. BITTNER R, BINGENER-CASEY J, DIETZ U, et al. Guidelines for laparoscopic treatment of ventral and incisional abdominal wall hernias (International Endohernia Society [IEHS]) —Part 3. Surg Endosc, 2014, 28 (2): 380-404.

腹壁的解剖结构

现代腹壁外科领域的发展有赖于对腹壁所有结构及其生理功能的透彻理解。技术的进步为外科医师提供了可广泛选择的补片假体材料及辅助疝修补的新器材，进而降低了疝的复发率，使患者的治疗效果取得了长足的进展。基于对腹壁结构和功能了解的稳步进步，我们创造出更加复杂、更加符合人体解剖的术式，为患者带来福音。因此，全面地掌握各项相关手术技能与全面系统地了解腹壁的解剖和生理功能是相伴而行的。

以下内容旨在提供一个理解腹壁临床解剖及其生理功能的知识梗概，以助于理解手术中出现并与之相关的重要解剖结构，更加深刻地理解相应术式的优缺点，以便于对患者施行个体化的手术治疗。

1. 腹壁的解剖学描述

腹部是人体躯干的一部分，位于胸部与盆部之间，包括腹壁、腹腔及腹腔脏器等。腹部除后方以脊柱为支架外，前面和外侧面均由阔肌组成，故在腹内压增高时，其容积能明显增大。

腹部的上界是胸廓下口，即由剑突或者剑胸结合处、肋弓、第 11 肋前端、第 12 肋下缘和第 12 胸椎棘突的连线围成；下界是耻骨联合上缘、耻骨嵴、耻骨结节、腹股沟、髂前上棘、髂嵴至第 5 腰椎棘突的连线。腹壁两侧以腋后线为界，分为腹前外侧壁和腹后壁。

腹腔的境界与腹部的体表境界不同，腹腔的实际范围要大大超过腹部的体表境界，是因为其上界是向上膨隆的膈穹窿，右侧和左侧的膈穹窿可分别高达第 4 和第 5 肋间隙水平，下方则通过骨盆上口突向盆腔，故腹腔的下界是盆腔的底。

2. 腹腔肌肉的分布

腹后壁有腰方肌、腰大肌和髂肌；腹前外侧壁有带形的腹直肌和三块宽阔的扁肌—腹外斜肌、腹内斜肌和腹横肌。

腰方肌：位于腹后壁，在脊柱的两侧，其内侧有腰大肌，其后方有竖脊肌，二者之间隔有胸腰筋膜的中层，起自髂嵴的后部，向上止于第 12 肋和第 1 ～第 4 腰椎横突。其作用是下降和固定第 12 肋，并使脊柱侧屈。

腰大肌：起自腰椎体侧面与横突，止于股骨小转子。

髂肌：呈扇形，位于腰大肌的外侧，起自髂窝，与腰大肌向下汇合，经腹股沟韧带深面，止于股骨小转子。

髂肌和腰大肌组成髂腰肌，其作用是使髋关节前屈和旋外，下肢固定时，使躯干和骨盆前倾。

腹壁后壁与前外侧壁之间结构的连续性由后方坚固的鞘状结构和前方腹侧壁的腱膜予以保障。

腹前外侧壁分为三层：浅层、中层和深层。在浅层，浅筋膜是脂肪和皮肤抵抗性及可控性的基本成分，见图 2-1。

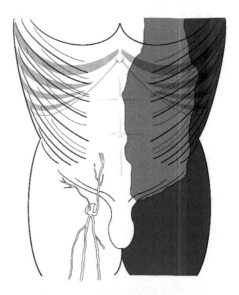

图 2-1　腹前外侧壁：浅层

这层纤维弹性结构虽然坚固却表现出良好的伸缩特性，并且血流分布丰富。这层筋膜在脐下分为两层：Camper 筋膜，较表浅，为脂肪性组织；Scarpa 筋膜，较深在，为膜性组织。

在中间的肌筋膜层，前面由腹直肌鞘所包裹的腹直肌、锥状肌所组成，侧面由腹外斜肌、腹内斜肌和腹横肌所组成。后者向中下部延伸并移行为构成腹直肌鞘和腹白线的阔腱膜层。

腹外斜肌起自后八对肋骨，其肌纤维与前锯肌和背阔肌的纤维呈指状交叉缠结。其肌腱的界线沿中部垂直下降至半月线，在髂前上棘与脐连线水平以下肌肉完全移行为腱膜。肌腱纤维与肌纤维斜行方向一致，均为从上向下、从外侧向内侧。在腹白线处，腹外斜肌腱膜纤维与腹内斜肌和腹横肌相反方向的肌纤维相交错，而在腹股沟区则形成腹股沟韧带、陷窝韧带和腹股沟外环的中脚、侧脚及后脚（反转韧带），见图 2-2。

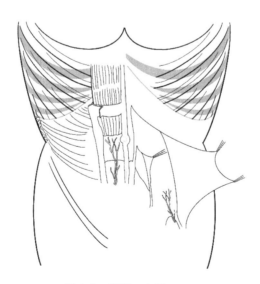

图 2-2　腹壁：中层

腹内斜肌与腹横肌：在腹股沟区，腹内斜肌与腹横肌分别起自腹股沟韧带的外侧 1/2 与 1/3，两者的肌纤维都向内下行走，下缘构成弓状，越过精索前、上方，在其内侧都折向后方，止于耻骨结节。腹内斜肌下缘多为肌肉，甚少形成腱膜，而位于深处的腹横肌下缘多形成腱膜结构，称腹横腱膜弓。更远端的腹内斜肌下缘腱膜结构与腹横腱膜弓在精索内后侧互相融合构成联合腱，仅见于 5% 的个体，见图 2-3。

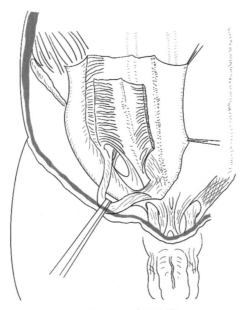

图 2-3　腹股沟区

腹横肌腱膜参与构成腹直肌鞘和腹白线，在腹股沟区发挥至关重要的作用：形成腹横肌弓，参与构成联合区，协助腹壁抵抗张力，而将腱膜缝合至腹股沟韧带上则可直接进行腹壁的重建，见图 2-3。

三块扁肌及其腱膜被薄弱的结缔组织膜所隔开。最外面的一层膜为 Gallaudet 或 Lauth 筋膜（腹股沟浅环的脚间纤维和精索外筋膜即起源于此），而最内一层为 Cooper 腹横筋膜或腹盆腔内筋膜一部分的腹内筋膜。

腹直肌是中线肌群的主要肌肉，位于白线的两侧，为分节多腹肌，其上部附着于第 5～第 7 肋软骨和剑突，下部附着于髂嵴。

腹直肌被三条紧附于腹直肌鞘前层的腱划分为四块肌腹，这与其胚胎分段有关。腹直肌强有力地附着于腹直肌前鞘，而其对于后鞘的附着则较为多变。这种结构解释了为什么鞘内发生血肿或脓肿时总是向肌肉的后表面漫延。

锥状肌呈小三角形，但是其存在与否在不同的人群中并不恒定。其从耻骨结节向腹白线延伸，从位于其前方、在腹直肌鞘内的腹直肌上分离开来，并可施加张力于腹直肌鞘。目前还不是很清楚其功能，推测其在排尿过程中起到收缩腹白线和增高腹内压以促使局部压力增高的辅助作用。

腱膜以结合的方式参与形成腹直肌鞘的前层和后层，并在中部相互交织构成腹白线。过去认为这三层扁肌的腱膜由其单独的鞘构成，每个鞘分别参与形成腹直肌鞘的前层与后层。

Douglas 弓状线（脐和耻骨联合中间位置一半环形线）是腹壁解剖学上的一个重要的标志物，是腹直肌后鞘的下界。这条线在从腹腔内部观察腹壁时清晰可见。所有的腱膜均从腹直肌前面经过，仅有腹横筋膜单独形成了腹直肌鞘的后壁，伴有呈差异性的腹横肌腱膜带的加强，是腹前壁力量最薄弱之处。半月线疝和罕见的弓状线疝均可发生于此处，见图 2-4。

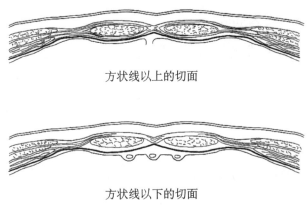

方状线以上的切面

方状线以下的切面

图 2-4　弓状线上、下的腹直肌鞘位置

腹直肌鞘后层的缺失可能是导致腹白线远端特别薄弱的原因。虽然如此，腹白线却在腹直肌后方呈现出一粗壮、有抵抗性的强化束状结构，此结构被称作"白线支座"。

解释半环线的作用和起源及其远端腱膜缺如原因的最合乎情理的假说如下：半环线的解剖位置与早在胚胎时期就出现在腹直肌后方的膀胱相连接，因此阻碍了腱膜的形成。

Askar 和 Rizk 所做的工作回顾了早先的解剖学观察（Santorini，1739 年），彻底改变了腹直肌鞘和腹白线形成的传统观念，展示了扁平肌腱膜的双片状结构及其与中线的交叉方式。

三层腱膜中的任何一块均由两片解剖学上分开的层面组成，其在弓状线以上连接并组成了腹直肌鞘前后两板：腹内斜肌腱膜的一单层在腹直肌鞘外层的外表面与腹外斜肌腱膜十字交错连接，或在腹直肌鞘的内侧与腹横肌腱膜十字交错连接。在腹直肌鞘外层的三层纤维板中，最表浅和最深在的纤维均平行斜向走行，而中层的纤维则与之垂直走行（鱼骨样结构）。

由于其最初的结构源自复杂的十字交叉结构，用任何缝合方法也不能对腹白线的纤维体进行完好的重建。腹直肌因此被封闭在一个由三块扁平肌的双层腱膜所组成的粗壮筋膜里。这些腱膜在弓状线以上分别从前面和后面越过腹直肌。在弓状线的远端，腹直肌鞘的前层由六层相互交联的腱膜层组成，而后层由腹横筋膜组成。扁平肌协调地收缩，保证了腹直肌系统有效地行使其功能。两块腹直肌由腹白线连接在一起，腱性中线由扁平肌的双片状腱膜十字交叉连接而成：在中部腱性平面出现松垂的结果为腹直肌（"腹壁的关键肌肉"）的缺损。

肌腱膜层亦在腹白线处呈现出一个生理缺陷—脐环。在妊娠 10 周左右，脱垂的中肠叶已回纳入腹腔，这时脐环为脐带周围交联的腹直肌鞘纤维束所包绕。

脐环的下三分之二为皮肤与脐尿管和三条脐血管融合而成的纤维核。脐环的上三分之一，疏松的皮下结缔组织几乎直接与腹膜下组织相延续，形成一通常为来自腹直肌鞘的纤维板所加强的薄弱区域即 Richet 脐筋膜。

　　腹壁深层为腹横筋膜（疏松腹膜前结缔组织）和壁腹膜。腹横筋膜为腹盆腔内筋膜系统的一部分，是良好并有抵抗力的结缔组织筋膜，其覆盖腹横肌腱膜板的内表面并与之紧密相连。在弓状线以下，腹横筋膜组成了腹直肌鞘的后层。在上部其与膈浅筋膜相延续，在下部与髂筋膜和盆筋膜相延续。在后腰壁，腹横筋膜随胸腰筋膜前叶而卷曲。在腹股沟区，腹横筋膜增厚而分为两层。

　　腹横筋膜由相当疏松的结缔组织膜性层组成，并不含有腱膜或肌肉成分，而在连续性上充满变异。其在脐以下部分更加坚固，主要起控制作用。而在腹股沟区则分为深浅两层，腹壁下血管走行其间。腹横筋膜的下部在上方的腹横肌腱膜弓和下方的 Thomson 髂耻束、Cooper 韧带之间组成了腹股沟管的后壁，为此区域一个相当重要的结构。

　　关于腹横筋膜的抵抗性和将其作为腹股沟区平面外科修补的成分，观点并不一致。然而，对于肌腱膜的连接和加厚作用，腹横筋膜的确实现了这项功能。

　　腹股沟区通常被分为腹股沟腹区和腹股沟股区，腹壁的薄弱区为法国的 Fruchaud 提出的肌耻骨孔，是发生各种类型疝的潜在部位。其上界为腹内斜肌和腹横肌的弓状缘，外界为髂腰肌，内界为腹直肌外缘，而下界为 Cooper 韧带。用人工材料置入位于腹横筋膜和腹膜之间的 Bogros 间隙，是腹膜前疝修补术（无论开放修补手术还是腹腔镜修补手术）的理论基础，见图 2-5。

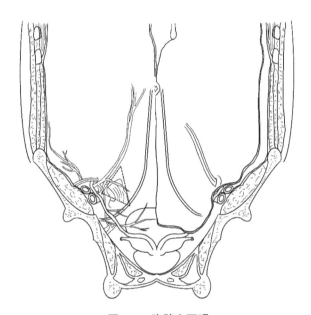

图 2-5　腹壁内面观

　　从解剖学和功能学的观点来看，腹股沟管的后壁和内环口最让人感兴趣。25% 的患者腹股沟管后壁仅由腹横筋膜组成。而其余 75% 的患者，腹横筋膜前叶与腹横肌腱膜弓紧密融合，形成 Condon 腹横肌－腹横肌筋膜层。

　　腹股沟管后壁结构：外侧区位于腹股沟管深环和腹壁下血管之间，被 Hesselbach 凹陷韧带（增厚的腹横筋膜）所加强；中间区由腹横筋膜构成，与 Hesselbach 三角（其内侧界为腹直肌鞘、外侧界为腹壁下血管、下界为腹股沟韧带）相一致；内侧区由

Helen 韧带（增厚的腹横筋膜或向侧方垂直膨胀的腹直肌鞘）、反转韧带（后脚）和联合腱（少见的解剖学结构，由附着于耻骨结节和耻骨上支的腹内斜肌和腹横肌腱膜纤维融合而成）构成。

所谓 Helen 韧带和联合腱联合形成的腹股沟镰的概念，应该由 Helen 韧带、腹横肌腱膜、腹内斜肌下中部的纤维或其腱膜、腹直肌鞘的外侧缘和 Cooper 韧带所组成的"联合区"所替代。与具有弹性和仅末端有附着的腹股沟韧带相比，联合区是固定而坚韧的，由耻骨上支骨膜和耻骨肌鞘的增厚、腹横肌腱膜和髂耻束的嵌入纤维所组成。

腹股沟管深环位于髂前上棘和耻骨结节连线的中点处，在其内缘处由 Hesselbach 凹间韧带所加强，从髂耻束向腹横肌弓延伸。内环以腹横肌腱膜纤维为界开口于腹横筋膜。其下缘为髂耻束，上缘为腹横肌弓状缘。

在内环的内侧，腹横筋膜形成了一沿其上部向外侧方开口的"V"形折叠（腹横筋膜悬带，transverse fascia sling），其分支称为脚。当腹横肌收缩时，悬带和其脚紧紧地关闭位于腹内斜肌下方的腹股沟管深环，这确保了在最大腹内压时增强腹股沟管后壁的"关闭"效应。

腹腔镜技术的出现给临床工作者带来了全新的认识，改变了人们对腹股沟区观察的方向、角度及视野，见图 2-6。

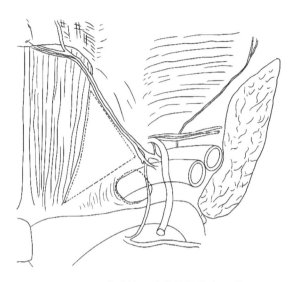

图 2-6　腹腔镜下腹股沟区的内面观

　　腹腔镜技术并不认为疝为突出物，相反，其认为疝是消化道内容物从腹腔的娩出。从腹膜到肌耻骨孔后表面之间的腹股沟区断层解剖所述如下。

　　层面：腹膜、腹横筋膜后叶、腹横筋膜前叶和腹横肌腱膜。

　　解剖空间：Bogros 间隙，向两侧延伸的耻骨后间隙（Retzius 间隙），位于腹膜后腹横筋膜后叶之间。腹壁下血管走行于腹横筋膜两叶之间的血管间隙（其中前叶与腹横肌腱膜相融合，形成了腹股沟管的后壁）。

　　膀胱上凹、中凹和侧凹。这些是疝的潜在发生部位。

　　每一侧前腹壁的内层远端由潜行于腹横筋膜和壁腹膜之间的结构分成 3 个凹陷。这些结构包括脐正中韧带（脐尿管）、脐内侧韧带（闭锁的脐动脉）和脐外侧韧带（腹壁下血管）。

　　3 个凹陷由中线向外依次为膀胱上窝、腹股沟内侧窝、腹股沟外侧窝。腹股沟内侧窝和腹股沟外侧窝分别与腹股沟管皮下环和腹环的外置相对应。与腹股沟内侧窝相对应的腹股沟韧带下方，有一浅凹，称为股凹（易发生股疝的部位），见图 2-7。

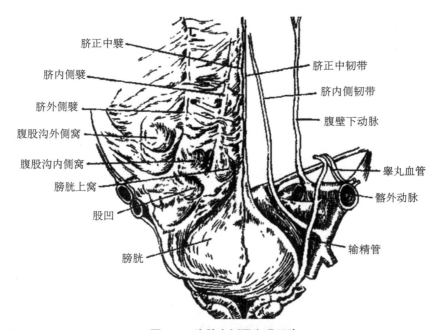

图 2-7　腹壁内侧面生理凹陷

　　在腰区，两处可发生腰疝的薄弱区描述如下：深处为 Grynfelt 间隙，浅处为 Petit 三角。Grynfelt 间隙的上后方为下后锯肌，内侧方为背棘肌的外侧缘，外下界为腹内斜肌的后缘，外上界为第 12 肋。此间隙为来自腹横肌，由胸腰腱膜层融合而成的腱膜所占据。腰三角前界为背阔肌，后界为腹外斜肌和髂棘，包含腹内斜肌和腹横肌。

　　上腹部与如同横膈一样将胸腔和腹腔分开的膈相一致。膈肌由中部的肌腱和外周附着于胸骨、肋骨和椎骨的肌性肌束所组成。膈肌后部的嵌入程度与前部相比较，其向下延伸得更为明显。正因为如此，膈肌为后腹壁的重要组成部分，数个脏器与其相邻。

　　腹壁的脉管系统由浅部系统（腹壁浅、旋髂浅和阴部浅动脉、股动脉的分支）和深部系统围绕数个血管轴而形成，见图 2-8。

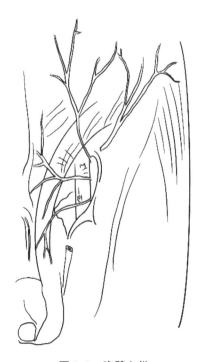

图 2-8　腹壁血供

　　垂直血管轴由腹壁下动脉—髂外动脉的分支和腹壁上动脉—胸廓内动脉（锁骨下动脉的分支）的分支所组成，走行于腹膜下蜂窝组织之间，后穿出腹直肌鞘的后板并相互吻合于腹直肌的最厚处，见图 2-9。

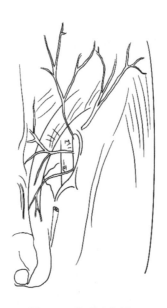

图 2-9　腹直肌血供

　　外侧血管轴由肋间动脉管弓和腰动脉弓吻合而成，发出穿越腹内斜肌和腹横肌的动脉分支，供血于肌肉结构和表浅层面。下侧血管轴与旋髂深动脉（髂外动脉的分支）相延续，后者分出供应腹前侧壁肌肉的分支。

　　腹壁下动脉从脐下 2 cm 延伸进入 Falloppian 弓中点处，这对于在腹股沟区正确选择戳卡（trocar）进入点非常重要。

腹前外侧壁分布有后七对肋间神经、肋下神经、髂腹下神
经、髂腹股沟神经和生殖股神经生殖支的小分支。这些神经穿过腹
壁，走行并广泛分布于扁肌，可被分成 3 组：近端组（D5 ～ D7）、
中间组（D8 和 D9）、远端组（D10 ～ L1），见图 2-10。

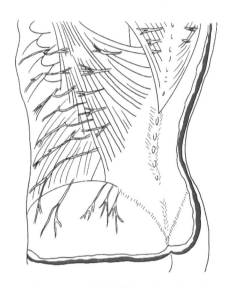

图 2-10　腹壁侧面肌肉的支配神经

腹股沟区后壁的解剖有 3 个危险区域。

危险三角：外侧界为精索血管，内侧界为输精管（包括其
侧支血管的起始处）。此区域内有髂外血管和生殖股神经的生殖
支，更深处有股神经。在行腹腔镜腹股沟疝修补手术时，为避免
伤及这些重要的结构，建议仅在输精管的内侧及精索血管的外侧
做缝合或钉合等操作，见图 2-11。

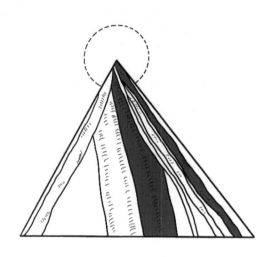

图 2-11　危险三角

　　疼痛三角：由上外侧的髂耻束、下内侧的睾丸血管所围成。股外侧皮神经、生殖股神经的股支、股神经位于其间；后者跨过被未除去髂筋膜所保护的两个三角区，见图 2-12。

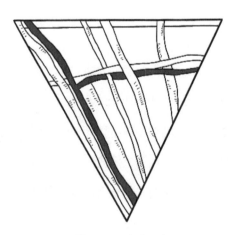

图 2-12　疼痛三角

死亡冠：在耻骨水平支和腔隙韧带（gimbernat ligament）之后、Bogros 间隙远端的髂外动脉和闭孔动脉之间形成动脉吻合环的动脉网。若术中损伤死亡冠，止血十分困难，因此得名。腹股沟深静脉系统与此动脉网并行，见图 2-13。

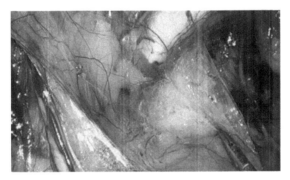

图 2-13　死亡冠（彩图见彩插 4）

在腹腔镜腹股沟疝修补手术中，"死亡冠"、"危险三角"和"疼痛三角"等区域不能过度分离和钉合补片，以免引起出血或慢性神经痛。

（王　帆　申英末）

参考文献

1. Ventral Hernia Working Group，BREUING K，BUTLER C E，et al. Incisional ventral hernias：review of the literature and recommendations regarding the grading and technique of repair. Surgery，2010，148（3）：544-558.

2. TIMMERMANS L，GOEDE B D，DIJK S M V，et al. Meta-analysis of sublay versus onlay mesh repair in incisional hernia surgery. Am J Surg，2014，207（6）：980-988.

3. TRAN D，MITTON D，VOIRIN D，et al. Contribution of the skin，rectus abdominis and their sheaths to the structural response of the abdominal wall ex vivo. J Biomech，2014，47（12）：3056-3063.

4. LANDUYT K V，IIAMDI M，BLONDEEL P，et al. The pyramidalis muscle free flap. Br J Plast Surg，2003，56（6）：585-592.

5. LOVERING R M，ANDERSON L D . Architecture and fiber type of the pyramidalis muscle. Anat Sci Int，2008，83（4）：294-297.

6. MONTGOMERY A，PETERSSON U，AUSTRUMS E . The arcuate line hernia：Operative treatment and a review of the literature. Hernia，2013，17（3）：391-396.

腹壁功能不全

1. 腹壁肌肉解剖与功能

腹部肌肉主要由腹白线两侧的腹直肌及两侧的腹外斜肌、腹横肌及腹内斜肌构成，腹直肌上起胸骨和胸廓，下至耻骨，被水平腱划分成几块。一般腹直肌有 6 块，其两端的部分往往不明显。当两侧腹直肌收缩时产生弯腰的动作，当一侧腹直肌收缩时可辅助身体侧屈。另外，腹直肌还在维持身体直立方面起到重要作用，可以平衡竖脊肌的力量并保持骨盆向上，当腹壁肌肉薄弱时，骨盆向前倾，长期前倾会使腰椎生理曲度更加前凸，导致腰部疼痛。

腹外斜肌为腹前外侧壁的扁肌，肌纤维呈现外上向内下斜行，起于第 5 ～第 12 肋骨外面，止于髂肌前部、腹股沟韧带和腹白线。腹内斜肌是位于腹外斜肌深面的扁肌，肌纤维起自腹股沟韧带外侧 1/2 ～ 2/3、髂肌及胸腰筋膜，至于第 10 ～第 12 肋骨的内面、耻骨内侧肌线、腹白线，腹外斜肌和腹内斜肌双侧收缩时脊柱前屈，单侧收缩时脊柱侧屈，还可压缩、保护和支持腹内脏器，但腹外斜肌单侧收缩向对侧旋转脊柱，而腹内斜肌刚好相反，单侧收缩向同侧旋转脊柱。腹横肌是腹前外侧壁最深层的扁肌，起自第 7 ～第 12 肋骨内面，止于腹白线。腹横肌也可压缩、保护和支持腹内脏器。腹横肌收缩导致腹内压增加，有 3 个作用：①有助于呼气排出空气；②协助排尿、排便、呕吐等动作的完成；③支持和稳定脊柱，也是最重要的作用。

2. 腹壁功能不全的定义及原因

肥胖、高龄、营养不良、切口感染及其他导致腹部压力升高的因素是导致形成术后切口疝的常见原因，腹部手术后切口疝的发病率为 2% ～ 11%。我国《腹壁切口疝诊疗指南（2014 年版）》将巨大切口疝定义为腹壁缺损最大直径＞ 12 cm 或疝囊容积占腹腔容积＞ 15%（不论腹壁缺损最大直径是多少）；而当腹壁缺损直径＞ 10 cm，疝囊容积占腹部容积＞ 20%，腹腔内器官无法回纳至固有腹腔，或者＞ 50% 的腹腔内容物脱出腹腔，一般认为存在腹壁功能不全（loss of abdominal domain）。腹壁功能不全的发生常因患者有腹壁巨大切口疝。此外，腹股沟疝、腹壁外伤、腹壁严重创伤、感染、腹壁肿瘤扩大切除、小肠或多器官移植、术中肠管长时间暴露及炎症水肿等均可导致腹壁功能不全的发生。

3. 腹壁功能不全对机体的影响

（1）呼吸和循环系统

由于腹壁缺损巨大，呼吸时腹肌和膈肌作用受限。腹腔内脏器向疝囊移位，影响胸腔内压、肺活量，造成回心血量减少，心、肺储备功能降低。

（2）腹腔器官

主要是指空腔器官，以肠道及膀胱尤为明显，随着腹腔组织或器官的疝出和移位，腹腔压力降低，易使空腔器官扩张，并影响其血液循环和自身的蠕动，加之腹肌功能受限，常引起排便和排尿困难。

（3）脊柱和胸廓的稳定性

从整体来看，腹部的形态为桶状，这对维持脊柱的三维结构和稳定具有重要作用，前腹壁的肌肉对脊柱具有前支架样的作用。当腹壁肌肉因切口疝发生缺损和薄弱时，这种前支架作用受损，可导致或加重脊柱变形，巨大切口疝患者甚至可出现姿态改变和脊柱疼痛。

4. 腹壁功能不全的处理

（1）术前准备

对于肥胖的患者，术前应该适当控制体重。有研究发现，体质指数（body mass index，BMI）小于 40 kg/m^2 患者腹壁疝修复术后并发症发生率为 5.6% ~ 6.5%，而 BMI 为 40 kg/m² 及以上的患者腹壁疝修复术后并发症发生率陡增至 16.5%。术前 CT 检查可测量腹壁厚度、腹壁缺损直径、疝囊及腹腔容积、内脏脂肪含量等。疝囊及腹腔均可看作近似椭圆，在 CT 片上可测量其上下径（craniocaudal diameter，CD）、前后径（anteroposterior diameter，APD）及横径（horizontal diameter，HD），体积 = $\pi/6 \times CD \times APD \times HD$。

目前认为，当疝囊容积占腹腔容积比例 < 20% 时，疝内容物易回纳，关腹后一般不会发生腹腔间室综合征，但当疝囊容积占腹腔容积比例 > 20% 时，术后发生腹腔间室综合征的风险较高。术前 CT 测量内脏脂肪含量较 BMI 能更精准地预测切口疝的预后，可能是 BMI 与内脏脂肪含量的关系较差。内脏脂肪含量每增加 900 g，疝复发概率增加 2 倍。对于 BMI > 28 kg/m² 的患者，术前应合理饮食，加强锻炼，尽可能减重以降低术后腹腔间室综合征及复发概率。对于吸烟患者，术前 2 周应停止吸烟。术前有肺部感染的患者，应行抗生素治疗，预防术后发生肺感染。因术后高血糖会增加手术部位感染，所以对于术前患有糖尿病者或者入院后发现有糖尿病的患者，应当请内分泌科会诊控制血糖，使术前糖化血红蛋白（HbAlc）控制在 7.5% 以下，术后将血糖维持在 7.8 mmol/L 甚至更低。

巨大切口疝且有腹壁功能不全者多疝囊巨大，手术将疝囊内容物还纳入腹腔后，会造成术后腹腔内压力（intra-abdominal pressure，IAP）升高，导致腹腔内高压（intra-abdominal hypertension，IAH）甚至腹腔间室综合征。正常 IAP 接近大气压，为 5～7 mmHg，当 IAP ≥ 12 mmHg 即为 IAH。腹壁缺损最大值 > 10 cm、通气功能障碍 < 60% 及 BMI > 28 kg/m^2 都是 IAH 发生的高危因素。IAH 是腹腔间室综合征的早期表现，IAP ≥ 20 mmHg 伴有与腹腔高压有关的器官功能衰竭即为腹腔间室综合征。尿管测量膀胱内压反映 IAP 是测量 IAP 的金标准。

为减少术后发生 IAH 及腹腔间室综合征，国外常用的是术前渐进性人工气腹（preoperative progressive pneumoperitoneum，PPP）。PPP 是一种有价值的选择，最早由阿根廷外科医师 Ivan Goni Moreno 于 1947 年报道，可促进腹部内脏的重新整合。PPP 的使用导致腹壁逐渐拉伸，有利于减少疝内容物和术中修复，减少强化张力和术后腹内压增加。当对无准备的患者行手术时，腹内压的突然增加会引起患者呼吸窘迫，并易引起其他危及生命的并发症，如肾衰竭和肠缺血。但采用 PPP 也可能产生皮下气肿、腹腔内出血、腹腔内脏器损伤等并发症，使用方法烦琐且有创，限制了其在国内的推广。国内常用的是术前 2 周逐渐将疝内容物逐步还纳入腹腔，腹带逐步加压包扎以增强患者腹肌的顺应性。

2009 年就有注射 A 型肉毒杆菌毒素（botulinum toxin type A，BTA，一种长期松弛的麻痹剂）在腹壁功能不全患者中应用的报道。BTA 是一种由革兰阳性厌氧杆菌产生的强效神经毒素，是 FDA 批准的神经调节剂，在过去的 20 年中已被广泛应用于运动、疼痛和美容。这种毒素通过阻断突触前胆碱能神经末梢的乙酰胆碱和疼痛调节剂（降钙素基因相关肽和 P 物质）的释放，产生腹外侧肌肉弛缓性麻痹和调节疼痛，减少疝环横向缺损的直径，使得腹壁张力降低以利于修补和手术重建。神经毒素使腹壁肌肉麻痹，允许手术重建，并在不改变其解剖学构造的情况下提出侧肌瓣。在肌电图或超声引导下进行双侧腹肌（腹外斜肌、腹内斜肌、腹横肌）BTA 注射，每侧每层肌肉 50 U，共 300 U，3 天就可以产生麻痹的临床效果，最大效果达 2 周。但这种效果是暂时的，完全神经恢复需 3 ~ 6 个月。

（2）术中操作

术中可通过主动减容技术切除非坏死的疝内容物，如大网膜、粘连的肠管及附属系膜，降低疝内容物回纳腹腔后的腹内压，但因为需要切除正常器官组织，所以需要严格掌握指征及个体化治疗。

组织结构分离技术是一种新颖的解决方案，最初由 Ramirez 在 1990 年提出，可利用组织松解创建组织瓣，并用组织瓣推进技术使腹壁前内侧筋膜瓣向中线移位，用缝合中线的方式重建腹白线并关闭缺损，重建一个具有完整肌筋膜层屏障的密闭腹腔。最经典的开放式 CST 是首先离断松解腹外斜肌，效果不够时才加做腹直肌后鞘切开翻转。经典 CST 的进一步发展是一种称为脐周穿支保留（periumbilical perforator sparing，PUPS）的手术。通过对皮瓣血供进行研究发现，脐周深浅筋膜间的交通血管（包括脐动脉穿支）为这个巨大皮瓣提供滋养。PUPS 具体操作步骤是在肋缘下和腹股沟韧带上这两个水平方向分别用狭窄的拉钩由中线向外侧牵拉皮瓣全层，在腹直肌前鞘表面解剖分离被牵拉的皮瓣深面，直至半月线外缘，再沿半月线外侧纵行在腹外斜肌表面借助狭窄的带状拉钩（向腹侧表面提拉皮瓣），分别向下（足侧）和上（头侧）在皮下脂肪深层腹外斜肌表面潜行分离出隧道样皮下间隙，上下会师，最后在隧道里将深面的腹外斜肌纵行离断。

近年来获得广泛认可、效果可以与经典 CST 媲美的后入路组织分离技术（posterior components separation technique，PCST）是 TAR 技术，必须在两侧向外越过半月线，接着在侧腹壁肌层间隙内继续扩展解剖。TAR 超越腹内斜肌松解术的优势是避开了解剖对侧腹壁肌层内穿行的血管神经支损伤。具体步骤是首先游离肌后间隙，经此路径纵行打开近前后鞘半月线交汇处的后鞘，再向外侧稍许分离腹内斜肌和腹横肌间的间隙，暴露深面的腹横肌前附着处，在近腹横肌前端附着处纵行切开离断，在腹横肌深面向外侧分离足够的腹横肌与腹横筋膜或腹膜间的间隙，牵拉对合中线筋膜层后鞘，生理张力下缝合重建腹白线、关闭中线缺损，然后在此肌层间隙内铺上足够大的网片，边缘与腹横肌离断边缘外侧的正常腹壁组织要有足够宽的重叠，网片四周只需略加悬吊固定，最后缝合中线前鞘部分。开放 CST 缺点：①手术创伤大；②恢复时间长；③术后可能出现切口感染、血肿、复发；④补片感染。

随着微创理念的深入及技术的成熟，组织结构分离技术与腹腔镜技术的结合逐渐在临床推广开。内镜组织结构分离手术（endoscopic component separation technique，ECST）的具体操作：患者侧卧位，术者应站于患者手术部位一侧，在腋前线第 11 肋骨下缘与髂棘连线中点处做一切口，其位置应在半月线的外侧以避免穿刺套管进入腹直肌鞘内。切开皮肤与皮下组织后显露腹外斜肌或其腱膜，将其切开进入腹外斜肌与腹内斜肌的间隙，置入 10 mm Trocar，由此 Trocar 注入 1.6 kPa CO_2 建立气腹。由于腹外斜肌与腹内斜肌间为网状结缔组织，非常容易分离，此时可清楚辨识腹外斜肌肌纤维、腹内斜肌肌纤维及半月线的解剖。直视下在脐水平腋中或腋后线置入 5 mm Trocar，在下腹部经已松解的腹外斜肌腱膜处再置入第 3 个 Trocar，直视下由肛侧至头侧分离腹外斜肌及腱膜，在半月线处切开，必要时可切开腹直肌后鞘。对于宽度＜ 6 cm 的缺损无须进行补片修补，对于宽度≥ 10 cm 的缺损在腹直肌后鞘前放置轻量型补片。ECST 松解的解剖结构和部位与 CST 一致，为半月线外侧 2 cm 的腹外斜肌及其腱膜，这可通过电钩、电剪刀或超声刀自腋后线的穿刺套管进入后自下而上进行。由于腹外斜肌向上的附着点位于肋缘上，因此在分离过程中一般需在肋缘上 3 ~ 5 cm 处将腹外斜肌自肋弓分离，以保证其向内侧的滑动。然后尽可能将腹外斜肌及其腱膜自其头侧向腹股沟韧带或耻骨结节方向切开，以达到实施全程 ECST 的目的。进一步分离腹外斜肌表面的 Scarpa 筋膜还可获得额外 3～4 cm 的组织松解。一侧 ECST 完成后以同样的方法实施对侧手术即可完成双侧 ECST。

前腹壁的皮肤与皮下组织的血供主要来自于腹壁上与腹壁下动、静脉的穿支血管，当 CST 做大范围皮下组织分离时必然会损伤穿支血管进而导致前腹壁皮肤与皮下组织的相对血供不足，此时前腹壁的血供仅靠来自于升主动脉的肋下动脉分支供应，这种血供的不足将会导致患者切口并发症发生率显著增高。Rosen 与 Albright 等的研究均表明 ECST 的切口并发症发生率较 CST 显著下降，为 CST 的 1/2～1/3；术后住院时间显著缩短且具有手术创伤小、切口美观等优势。

使用置入材料对腹壁缺损进行修复也是治疗腹壁功能不全的方法之一，在腹壁缺损关闭的基础上用置入材料进行腹壁加强修补成为腹壁功能不全的主要治疗手段。常用的方法有 Sublay、Underlay 和 Onlay。Sublay 充分游离腹膜前间隙，向外至腰大肌，向下至耻骨下，向上至膈肌，这样大范围的游离使大张补片对腹壁加强效果更好。

当剩余的腹壁组织无法进行缺损修补时，可考虑自体组织移植，如带蒂组织瓣和游离组织瓣。带蒂组织瓣只能用于特定部位的缺损修复，而游离组织瓣需要显微外科对血管进行吻合，因需要的操作技术过高而限制了其大面积推广。

此外，还有通过组织扩张器对腹壁肌筋膜进行扩张从而实现腹壁缺损修补的方法。组织扩张器一般用于缺损直径＞15 cm 的腹壁缺损修补，通过在腹壁缺损周围皮下、腹内外斜肌间或腹内斜肌与腹横肌之间放置扩张器对组织实现扩张以利于修补。

（3）术后并发症及处理

腹腔间室综合征：当将疝囊内容物还纳入腹腔后，腹腔内压力升高，膈肌抬高，组织分离技术有助于增加腹腔容积，降低腹腔压力，避免腹腔间室综合征。典型的腹腔间室综合征症状为腹部膨隆、膀胱压升高、尿量下降等。

切口并发症：围手术期切口并发症发生率高达 40%，尤其在肥胖者中更易发生，包括切口感染、血清肿、血肿、皮瓣坏死。手术中应精细操作，补片及皮下可放置负压吸引。

肠道并发症：对于腹壁功能不全患者来说，肠管长期处于疝囊中，术中需要进行粘连松解，游离肠管；术后有发生肠瘘或动力性肠梗阻的风险，术中要仔细操作，减少肠管损伤，发生肠梗阻时应采用非手术治疗，还可采用针灸治疗。

（惠　鹏　陆朝阳）

参考文献

1. 克里斯蒂·凯尔. 功能解剖：肌与骨骼的解剖、功能及触诊. 汪华侨，郭开华，麦全安，译. 天津：天津科技翻译出版有限公司，2013：280-283.

2. 尤里·W. 诺维茨基. 现代疝外科学理论与技术. 陈杰，申英末，译. 天津：天津科技翻译出版有限公司，2018：25-29，294-295.

3. 中华医学会外科学分会疝与腹壁外科学组，中国医师协会外科医师分会疝与腹壁外科医师委员会. 腹壁切口疝诊断和治疗指南（2018 年版）. 中华疝和腹壁外科杂志（电子版），2018，12（4）：241-243.

4. PERNAR L I M，PERNAR C H，DIEFFENBACH B V，et al. What is the BMI threshold for open ventral hernia repair？ Surg Endosc，2017，31（3）：1311-1317.

5. 聂鑫，顾岩. 巨大腹壁缺损伴腹壁功能不全外科治疗. 中国实用外科杂志，2014，34（5）：395-398.

6. WINTERS H，KNAAPEN L，BUYNE O R，et al. Pre-operative CT scan measurements for predicting complications in patients undergoing complex ventral hernia repair using the component separation technique. Hernia，2019，23（2）：347-354.

7. 韩晓风，陈杰，申英末，等. 主动减容技术在肥胖患者巨大腹壁切口疝修补术中的应用. 中华疝与腹壁外科杂志（电子版），2015，9（3）：20-22.

8. ALYAMI M，PASSOT G，VOIGLIO E，et al. Feasibility of catheter placement under ultrasound guidance for progressive preoperative pneumoperitoneum for large incisional hernia with loss of domain. World J Surg，2015，39（12）：2878-2884.

9. VALEZI A C，MELO B G F D，MARSON A C，et al. Preoperative progressive pneumoperitoneum in obese patients with loss of domain hernias. Surg Obes Relat Dis，2018，14（2）：138-142.

10. 陈思梦 . 组织结构分离技术进展及其相关并发症 . 中华普通外科学文献（电子版），2017，11（2）：80-84.

11. 任雁，刘娟，严凤，等 . 内镜下组织结构分离技术在腹壁切口疝治疗中的应用 . 现代仪器与医疗，2017，23（4）：113-115.

12. 顾岩，杨建军，宋志成 . 内镜组织结构分离技术在巨大腹壁切口疝治疗中应用价值 . 中国实用外科杂志，2015，35（11）：1165-1169.

13. ZIELINSKI M D，GOUSSOUS N，SCHILLER H J，et al. Chemical components separation with botulinum toxin A：a novel technique to improve primary fascial closure rates of the open abdomen. Hernia，2013，17（1）：101-107.

巨大复杂切口疝的定义和诊断

切口疝是外科最常见的疾病之一，作为一种特殊的疝形式，其发病人数日益增多，并且病情更为复杂。切口疝是指发生在手术后切口部位的疝，一般在腹部鼓起，站着时候明显增大，躺下后消失或变小、变软。切口疝包裹的内容物主要是患者的肠管，通常是因为上次手术的切口未完全愈合，导致腹腔内容物（主要是肠管）从切口鼓了出来，而皮肤层基本完好，仅仅形成一个体积较小的鼓起。切口疝的发生发展速度非常快，开始时鼓起物的体积可能很小，但体积很快就会变大。造成切口疝的病理特征及临床表现等千差万别，其治疗康复中手术修复等环节的难易程度也常常存在着天壤之别。正是这样，切口疝的诊断治疗给我们提出了巨大的挑战，特别是巨大复杂切口疝，故较大的切口疝诊疗处理在当今外科临床仍是具有挑战性的课题。

1. 巨大复杂切口疝的定义与临床概念

切口疝除非有特指，多见于腹壁切口疝，是由于原手术的腹壁切口筋膜和（或）肌层未能完全愈合，在腹腔内压力的作用下形成的腹外疝，其疝囊可有完整或不完整的腹膜上皮细胞。目前巨大复杂切口疝的定义尚未达成共识，欧洲疝学会和我国切口疝指南对其大小做出了界定，前者定义巨大切口疝为宽度≥ 10 cm 或者疝囊容积与腹腔容积比为 15% ～ 20%；而我国切口疝指南定义巨大切口疝为宽度＞ 12 cm 或者疝囊与腹腔容积比＞ 20%（不论其腹壁缺损长度）。后者是结合我国疝疾病的现状做出的专家共识，我们认为该数据更适合我国的诊断标准。而考虑某一种切口疝是否属于复杂疝的范畴，首都医科大学附属北京朝阳医院疝外科陈杰教授团队认为疝囊与腹腔容积比的测定价值相对缺损大小更高，并由此来决定是否为复杂切口疝。我们认为界定切口疝是否属于复杂疝还应与疝是否初发、部位及患者现有基础疾病相结合。切口疝是由于皮肤愈合而肌肉没有愈合而形成的，因此外观上可见腹腔器官凸出呈"鼓包"状，相对小切口而言，手术切口越大，出现切口疝的概率也会越高，一般来说切口大于 10 cm，在临床上就会优先考虑出现巨大切口疝的各种可能性，从而对相关并发症等进行严格的筛查和预防。而所谓的"复杂"概念，与缺损大小、疝囊容积及患者预后密切相关，一般来说，缺损较大的疝，疝囊与腹腔容积比大（超过 20%），由此造成患者预后出现多种相关并发症，常见的如肠粘连、肠瘘等，此类情况即属于"复杂切口疝"。

巨大复杂切口疝患者临床常表现为"疝很大",还常常可见肠管等器官长时间在疝囊内并出现适应的表现。此时最危急的隐患是,一旦患者突然手术,关闭缺损,肠管等器官被回纳至腹腔,患者反而出现腹压升高、呼吸不畅等症状,严重者还可能危及生命,临床上称为"腹腔间室综合征"。

此外,值得一提的是,本病还常常伴发一些病理状态,如腹部巨大切口疝患者很大比例会同时伴发腹壁功能的损伤,也就是临床上常说的"巨大切口疝伴有腹壁功能不全",国内外众多临床指南的编写中也都提到了这个问题。"Loss of abdominal domin"观念目前已经被正式命名为"巨大切口疝伴有腹壁功能不全",权威指南中也纳入这个概念,其目的就是要告诫手术医师在这种状况下,对巨大切口疝患者行手术有很高的风险,若处理不当,可危及患者生命。

因此,需要充分的认识,做好必要的术前准备。操作环节中,腹壁的正常功能是由四对腹肌与膈肌共同发挥作用得以维持的,其中四对腹肌分别为腹直肌、腹外斜肌、腹内斜肌和腹横肌。胸腔压力和腹腔压力相互影响和协调,参与并调节呼吸和回心血量等重要的生理过程。当腹壁有缺损的时候,如切口疝出现,缺损部分的腹壁失去腹肌和膈肌的控制和约束,若为小切口疝,腹壁的缺损靠其余的腹肌与膈肌代偿。但切口疝的疝囊容积在胸、腹压力的持续不断作用下,随着病程的延续而逐渐增大,若未能获得治疗与控制，最终可失去代偿。临床上评价和预测的量化指标主要包含疝囊容积和腹腔容积，可以用疝囊容积与腹腔容积之比来衡量切口疝的病程状态，当两者之比超过一定的比值的时候就提示对机体的呼吸、循环系统构成威胁。目前的评价标准是两者比值在 15% ～ 20% 即提示存在威胁，这种状态称之为"巨大切口疝伴有腹壁功能的丧失"。

这时患者可能伴有以下两方面的生理改变：其一，呼吸和循环系统由于腹壁缺损巨大，呼吸时腹肌和膈肌均作用受限。腹部巨大的凸起使得膈肌下移，腹腔内脏向外移位，胸腔内压降低，肺活量减少，回心血量减少，心肺功能及储备功能均会进一步降低。其二，腹腔脏器主要是空腔脏器，肠道及膀胱尤为明显。内脏的疝出移位，腹腔压力降低，易使空腔脏器扩张，并影响其血液循环和自身的蠕动，加之腹肌功能受限，常引起排便困难和排尿困难。因此此类患者由于大量的肠管、网膜等腹内脏器长期疝出腹腔外（不受腹肌和膈肌的约束），会出现膈肌下移、疝囊巨大、腹腔容积相对减少等表现。术中若贸然将其回纳入腹腔后，可能将造成患者膈肌上抬，腹内压力迅速升高，肺活量减少，回心血量减少，肾血流下降，对机体的呼吸、循环系统构成威胁，继而产生腹腔间室综合征，再次危及患者生命。

我们认为存在这些状态的切口疝相比一般切口疝复杂不少。首先，患者前次手术病因是需要考虑的问题，前次手术病因及手术方式决定目前患者腹腔情况，解剖变异与腹腔严重粘连也是增加疝复杂程度和治疗难度的因素。其次，是否为复发疝和缺损部位不同也增加了治疗的难度，也是我们需要考虑的问题，特别是原手术切口位置特殊，以及多部位的缺损，都是增加其复杂程度的因素。最后，患者本身的基础疾病也是影响切口疝发生的因素，同时也是增加治疗难度的因素。

综上所述，笔者认为切口疝缺损宽度 > 12 cm 且满足以下几个条件中 2 条者，可以定义为巨大复杂切口疝：①疝囊腹腔容积比 > 20%；②腹壁多个缺损；③原手术时合并严重腹腔感染致严重粘连或解剖变异；④复发疝；⑤患者存在一个或多个严重基础疾病或并发症。

2. 腹壁切口疝的诊断和分类

国内外对腹壁切口疝的分类尚不完全统一。国内分型根据中华医学会外科学分会疝与腹壁外科学组《腹股沟疝、股疝和腹壁切口疝手术治疗方案（草案）》提出，目前认为主要包括以下类型：疝环最大径 < 3 cm 者为小切口疝，3 ~ 5 cm 者为大切口疝，> 5 cm 者为巨大切口疝。与此同时，国外主要根据欧洲疝学会的腹壁切口疝分型：①小型切口疝：横径或纵径 < 5 cm；②中型切口疝：横径或纵径为 5 ~ 10 cm；③大型切口疝：横径或纵径 > 10 cm。

疝的大小定义为环绕前腹壁缺损的纯粹肌筋膜层向侧方位移的最大间距。腹壁切口疝一旦形成，即无自愈可能。及时、准确的诊断、充分的术前准备、选择正确的手术方式是腹壁切口疝治疗的关键之所在。

关于腹壁切口疝诊疗指南我国出台过多个版本，最近版本为2018年修订的指南，其主要在《腹壁切口疝诊疗指南（2014年版）》的基础上讨论修订并增加了部分相关内容，成为《腹壁切口疝诊断和治疗指南（2018年版）》。该指南明确指出，腹壁切口疝一般以"切口疝"表述，除非有特指。切口疝是由于原手术的腹壁切口筋膜和（或）肌层未能完全愈合，在腹腔内压力的作用下形成的腹外疝，其疝囊可有完整或不完整的腹膜上皮细胞，一般见于腹前壁切口。切口疝的病因及病理生理学变化浮在，主要与切口疝的病因复杂多样关联密切。概括起来，无外乎患者因素和（或）原手术操作这两大方面的因素。临床实践中，无法改变或不易改变的因素非常值得我们关注，包括患者的年龄、体重、营养状况及是否患有基础疾病等。高龄、营养不良、糖尿病、肥胖、长期使用类固醇激素、免疫功能低下及长期吸烟史等均与切口疝发病相关。此外，切口缝合关闭技术应用不当和（或）缝合材料选择不当也是出现巨大切口疝的常见原因之一。术后切口局部并发的血肿、感染或皮下脂肪液化、无菌性坏死和继发性感染等也可能引发切口疝。而且，部分患者术后早期因各种原因导致的腹胀和突然的腹内压增高等也常常会增加后续出现切口疝的风险，如炎性肠麻痹和剧烈咳嗽等。

巨大复杂切口疝主要在临床表现的基础上辅以相关影像学

检查等手段，以完成确诊。临床表现方面，腹壁切口疝表现为原手术切口部位的腹壁包块，症状与体征都是如此，一般可在腹压增加时突出或增大，而在多数情况下质软或质中，可被还纳而消失，并可触及切口下方的疝环。有时疝内容物与疝环或疝囊粘连则使疝不易还纳。疝急性嵌顿可引起持续性的疼痛，需特别注意的是，如果患者合并肠梗阻表现，如疝内容物绞窄、疼痛持续且剧烈，可引起疝外被盖的炎症水肿，表面皮肤潮红、皮温升高，一旦遇到此类表现的患者，要考虑炎症梗阻的可能性。此外，影像学检查是必要的诊断手段。目前影像学检查中，CT除可清楚地显示腹壁缺损的位置、大小、疝内容物及其与腹内脏器的关系外，还可用于评价腹壁的强度与弹性，有助于发现某些隐匿疝、多发疝和嵌顿疝，较 B 超和 MRI 为优。对于腹部具有巨大复杂特征的切口疝，临床上常常依据此类患者腹壁会出现完整性和张力平衡遭到破坏的特征，尽可能使用多方位、多角度成像的影像学诊断方式来诊断或辅助诊断。在腹内压的作用下，腹腔内的组织器官会从缺乏腹肌保护的缺损处向外凸出，此时，临床经验推荐使用如多层螺旋 CT 检查（MSCT）的方式来完成诊断。诊断中应该特别注意要多方位、多角度成像，通过对面积及容积的测定，标定高关注区域，并通过相关软件生成所需数据，提高对此类疝诊断的定量水平。既往有报道提示，MSCT 对腹壁切口疝疝环的显示是其优势之一，不但可以高精准完成诊断工作，还对修复手术具有重要的指导价值。有研究数据比较了 CT 与 MSCT 的结果，发现对于复杂巨大疝，特别是同时还具有滑动特点的疝，CT 图像上与术后测得疝环大小差异虽然无统计学意义，但实际上 CT 图像上测得数值往往较术中所测值小，这主要与疝内容物可能未完全进入疝囊内造成疝环张力小、未能充分显示有关。因此诊断中我们还应该注意在进行影像学诊断之前嘱患者进行呼吸训练，尽可能深吸气，然后闭气。另外，检查进行中注意使用侧卧体位等，以利于避免前述问题的出现。

我国诊断指南中明确提出，根据临床表现及体格检查，大多数切口疝即可明确诊断。临床上对于小而隐匿的切口疝一般可经超声、CT 及 MRI 等影像学检查确诊，也有极少数在其他腹腔镜手术中发现其原手术切口处有腹壁缺损和疝囊结构存在。推荐常规应用 CT 或 MRI 等影像学检查行术前评估，除可清楚地显示腹壁缺损的位置、大小和疝内容物及疝被盖与腹腔内器官之间的关系外，还可用于计算疝囊容积与腹腔容积比、评价腹壁的强度与弹性，有助于临床治疗决策的制定。影像学检查时使用多种体位，如侧卧位，辅助以屏气等动作，有助于显示及比较切口疝的实际状态。

诊断分类中，由于疾病、切口选择、手术方法及患者切口愈合的差异，切口疝在发生部位和缺损大小上存在明显区别，这也造成了修补的难度和疗效存在较大的差异。因此制定理想的切口疝分类方法对选择修补术式和方法、评估疗效具有重要的意义。然而国际上尚无统一的分类方法，借鉴欧洲疝学会切口疝分类方法，参考临床实际推荐分为小型切口疝、大型切口疝及以下主要讨论的巨大切口疝三类。

3. 切口疝的诊断和分类具有复杂多样性的突出特征

就诊断而言，切口疝绝大多数是既能看到又能摸到的疾病，不存在诊断切口疝的困难。但切口疝的诊断分类全世界尚未获得统一的共识和指标。如果在诊断上，仅仅提及切口疝，实际上往往不能反映这类疾病的性质和客观状况。临床上切口疝出现后腹腔内组织或器官逐步移位进入疝囊，当疝囊容积与腹腔容积比达到一定程度，将可能对机体的呼吸、循环系统构成威胁，特别是巨大切口疝。

巨大切口疝伴有腹腔容量丧失会导致腹壁功能不全，可影响呼吸和循环系统，有些情况下，患者还会出现脊柱和胸廓的稳定性改变。从整体来看，腹部的形态为桶状，并借以维持脊柱的三维结构和稳定，前腹壁的肌肉对脊柱具有前支架样的作用，当腹壁肌肉因切口疝发生缺损或薄弱时，这种前支架作用受损，有可能导致或加重脊柱变形，巨大切口疝患者甚至可出现姿态改变和脊柱疼痛。以上情况在不同患者中表现的种类、病情严重程度又会因人而异，增加了本病的复杂性。

切口疝不是基于腹壁解剖上存在固有薄弱环节而产生的疝。切口疝患者常常已经历了一次或多次的腹部手术，以往的手术或因手术而产生的并发症，如腹腔内感染、吻合口瘘等，都会增加修补切口疝手术的复杂性，特别是恶性消化道肿瘤的患者，还应了解患者的病情目前是否稳定，有无复发或转移。

《腹壁切口疝诊断和治疗指南（2018 年版）》也针对切口疝的诊断提出需从以下几个方面给予重视和考虑：首先，一定要从腹壁缺损大小出发。其次，依据疝缺损部位分类，对号入座，中线切口疝包括剑突下切口疝、脐上切口疝、脐下切口疝、耻骨上切口疝；侧腹壁切口疝包括肋缘下切口疝、腹股沟区切口疝和肋髂间切口疝。最后，还需要注意依据是否为疝的复发分类，即分为初发切口疝和复发切口疝，等等。

（汪　雪）

参考文献

1. 刘文 . 腹腔镜疝修补术治疗腹部手术后腹壁切口疝效果分析 . 临床医药文献电子杂志，2018，5（79）：64.

2. 赵育，罗兵，吴华锋 . 复发性腹壁切口疝患者个体化手术分析 . 实用临床医药杂志，2018，22（19）：94-97.

3. 陈华涛，闵凯，任骏 . 腹壁切口疝修补术的术后复发分析 . 腹腔镜外科杂志，2018，23（10）：736-737，745.

4. 吴启潭，杨怀成，王琦 . 腹腔镜下修补巨大切口疝 17 例临床分析 . 广东医学，2018，39（21）：3229-3231，3236.

5. 汤睿，吴卫东．切口疝的腹腔镜 Sublay 修补术．腹腔镜外科杂志，2018，23（10）：721-724.

6. 高国强，刘飞德，傅庭焕，等．腹腔镜下腹壁切口疝修补术 20 例．中华腔镜外科杂志（电子版），2012，5（3）：32-35.

7. 李骥宇，崔明，朱俊，等．腹壁切口疝的治疗进展．西南国防医药，2018，28（8）：797-798.

8. 许静波．脐部切口腹腔镜手术与腹横纹下微创小切口治疗小儿腹股沟疝的临床疗效观察．中国保健营养，2018，28（31）：140.

9. 耿金宏．一种腹腔镜用破损腹膜疝环关闭器：CN201811235447.1.2018-12-21.

10. 翁剑青．全腹膜外腹腔镜疝修补术在腹股沟疝中的应用效果评价．基层医学论坛，2019，23（5）：658-659.

11. 张征清，贾雪敏．腹腔镜疝气修补术对老年腹股沟斜疝患者的临床治疗效果观察．中国保健营养，2019，29（2）：86-87.

12. 金从稳，陈本鑫，李传红，等．腹腔镜成人腹股沟疝补片修补和开放腹股沟疝无张力修补疗效对比．昆明医科大学学报，2018，39（12）：81-84.

13. 欧洋．腹股沟疝患者行腹腔镜疝修补治疗效果分析．中西医结合心血管病杂志（电子版），2018，6（32）：9，11.

14. 李艳霞．比较腹膜外腹腔镜疝气修补术与传统疝修补术治疗腹股沟疝的临床疗效．家庭健康，2018（24）：249.

15. 焦传东，张子宏，张祥志．县级医院开放式无张力疝修补术与腹腔镜疝修补术的临床研究．中华疝和腹壁外科杂志（电子版），2018，12（6）：431-435.

16. 谢玲莉，刘旭．腹腔镜下疝修补术联合预见性护理在老年腹股沟疝中的应用价值.中华疝和腹壁外科杂志（电子版），2018，12（6）：474-476.

17. 丁海雷.用腹腔镜疝修补术与传统无张力疝修补术治疗腹股沟疝的效果对比.当代医药论丛，2018，16（24）：38-39.

18. 邵旷.腹腔镜疝修补术与开放式无张力疝修补术治疗成人腹股沟疝的临床疗效分析.河南外科学杂志，2018，24（6）：102-103.

19. 胡丹，高莉丽，袁岱岳，等.采用腹腔镜下疝修补术对老年腹股沟疝的疗效观察及评价.中国社区医师，2018，34（36）：27-28.

20. 罗水祥，罗冲，陈健，等.完全腹膜腹腔镜疝修补术与开放式无张力疝修补术应用对比研究.母婴世界，2018（24）：18，20.

21. 魏国平.腹腔镜疝修补术与开放性无张力疝修补术治疗复发性腹股沟疝的疗效观察.基层医学论坛，2018，22（35）：4960-4961.

22. 谢绮斓，朱三玲，孙杰.快速康复外科护理在腹股沟疝患者无张力疝修补术中的应用.海南医学，2018，29（23）：3399-3401.

腹壁切口疝的推荐分型方法

　　腹壁切口疝是一种继发性疝，与患者的体质、遗传存在一定的关系，也与患者之前所患疾病、手术方式、切口选择及患者本身的状态存在很大的关系，因而切口疝的发生也不尽相同，可以说世界上没有完全相同的两个切口疝，这也造成了切口疝修补的难度和疗效存在较大的差异。因此，制定一个理想的切口疝分类方法对选择修补术式和方法、评估疗效具有重要的意义。然而，切口疝的分型一直是疝外科的难点和重点，目前国际上尚无统一的分类方法。众所周知，腹壁切口疝分型的最终目的在于建立公认的分型方法，使其广泛地被临床医师所信服和采用，从而能通过清晰的分型标准对疝的治疗效果和预后做出准确判断，并且有利于数据库的建立、病例的随访及临床研究的开展。

　　现今切口疝的分型方法也很多，总体来讲没有一个完美的分型方法。以下就切口疝的国内外分型、现今使用的分型及分型的未来展望做一分析。

1. 国内切口疝分型

（1）《腹壁切口疝诊断和治疗指南（2018年版）》中切口疝分型

切口疝在我国的分型主要参考我国最新版本的《腹壁切口疝诊断和治疗指南（2018年版）》。该指南主要从3个方面进行分型：缺损大小、缺损部位、复发类型。

依据腹壁缺损大小分类：①小切口疝：腹壁缺损最大径（距离）＜4 cm；②中切口疝：腹壁缺损最大径（距离）为4～8 cm；③大切口疝：腹壁缺损最大径（距离）为8～12 cm；④巨大切口疝：腹壁缺损最大径（距离）＞12 cm或疝囊容积与腹腔容积的比值＞20%（不论其腹壁缺损最大距离为多少）。

依据腹壁缺损部位分类：①前腹壁中央区域（中线或近中线处）切口疝［包括脐上、下切口疝，经（绕）脐上下切口疝］；②前腹壁边缘区域切口疝（剑突下、耻骨上、肋缘下和近腹股沟区切口疝等）；③侧腹壁和背部（肋髂间和腰部切口疝）。

依据是否为疝的复发分类：初发切口疝和复发性切口疝。

应用在实际患者中，《腹壁切口疝诊断和治疗指南（2018年版）》推荐在描述切口疝诊断时包括上述分类的三方面的描述，如"前腹壁脐上巨大复发性切口疝（切口长度19 cm，腹壁缺损15 cm×6 cm）"。

（2）《腹壁缺损修复与重建中国专家共识（2019 版）》中切口疝分型

切口疝作为腹壁缺损的一种，还可参考腹壁缺损的分型进行归类。我国发布的《腹壁缺损修复与重建中国专家共识(2019 版)》指出：根据腹壁缺损程度可将腹壁缺损分为 3 种类型：① Ⅰ 型：仅涉及皮肤及部分皮下组织缺失；② Ⅱ 型：以腹壁肌筋膜组织缺失为主，但原腹壁皮肤完整性依然存在；③ Ⅲ 型：全层腹壁缺失。可以看出，腹壁切口疝是典型的 Ⅱ 型腹壁缺损，而一些 Ⅲ 型腹壁缺损也可见于植皮后形成的计划性腹壁疝等情况。

为方便术式的选择，《腹壁缺损修复与重建中国专家共识（2019 版）》主要根据缺损部位将其分为以下 3 型：① M 区（正中区，midline area）：前腹壁中央区域的腹壁缺损，上界为剑突，下界为耻骨联合，外侧界为两侧腹直肌外缘，分别以 M1、M2、M3 区代表上 1/3、中 1/3 、下 1/3 的 M 区缺损。② U 区（外上象限区，upper quadrant area）：M 区以外、侧腹壁外上象限范围的腹壁缺损。③ L 区（外下象限区，lower quadrant area）：M 区以外、侧腹壁外下象限范围的腹壁缺损。U 区与 L 区的分界为经脐水平线，见图 2-14。

通过图 2-14 这种具体的分区，对比《腹壁切口疝诊断和治疗指南（2018 年版）》，临床医师能够更简单、准确地对腹壁缺损中的切口疝进行描述。

以上的分型在我国范围内确实起到了一定的指导治疗的作

用。但没有考虑到患者的总体状态，如患者的心、肺、肝、肾等重要器官功能状态。另外，也没考虑到切口疝部位的局部状态，如肠管是否存在嵌顿、坏死，皮肤是否存在潜在感染及污染的情况。这些情况往往与我们的手术决策及术后的处理、预后存在极大联系。

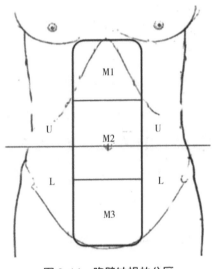

图 2-14　腹壁缺损的分区

2. 国外切口疝分型

（1）欧洲疝学会切口疝分型

国外较为常用的切口疝分型由欧洲疝学会制定，详见图 2-15 和表 2-1，主要基于疝的位置和大小进行分型。

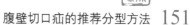
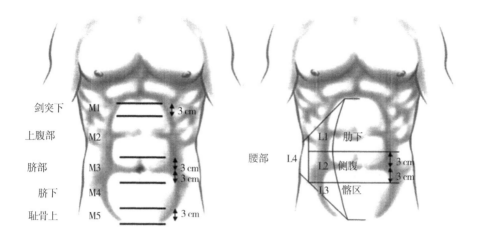

图 2-15 欧洲疝学会切口疝分型

表 2-1 欧洲疝学会切口疝分型

中线	剑突下 M1		
	上腹部 M2		
	脐部 M3		
	脐下 M4		
	耻骨上 M5		
侧方	肋下 L1		
	侧腹 L2		
	髂区 L3		
	腰部 L4		
复发性切口疝?	是（　）否（　）		
长度：　cm	宽度：　cm		
宽度：　cm	W1 ＜ 4 cm	W2 4 ～ 10 cm	W3 ≥ 10 cm

如图 2-15 和表 2-1 所示，M 代表中线区，L 代表侧区，以标识疝的位置。M 中线区为剑突到耻骨、两个腹直肌鞘的外缘之间。M1 为剑突下（从剑突向下 3 cm），M2 为上腹部（从剑突下 3 cm 到脐上 3 cm），M3 为脐部（从脐上 3 cm 到脐下 3 cm），M4 为脐下（从脐下 3 cm 到耻骨上 3 cm），M5 为耻骨上（从耻骨上 3 cm 到耻骨）。L 侧区头端为肋缘，尾端为腹股沟区域，内缘为腹直肌鞘的外侧缘，外缘为后腰区域。L1 为肋下（从肋缘到脐上 3 cm），L2 为侧腹（从脐上 3 cm 到脐下 3 cm），L3 为髂区（从脐下 3 cm 到腹股沟区域），L4 为腰部（腋前线的背外侧）。

需要补充说明的是，超过 1 个以上区域的切口疝，以治疗最困难的疝位置为主，而中线疝治疗由难至易依次为 M1、M5、M3、M2、M4。对于多个缺损的切口疝，1 个切口引起的不同疝缺损视为同一个疝，而由 2 个切口引起的 2 个缺损视为 2 个疝。对于复发疝，不论以往修补过多少次，均称为复发疝。原发腹壁疝手术后的复发疝归为切口疝，没有"原发切口疝"的概念。

（2）美国腹壁疝工作组分级

对于一些意外情况，如存在潜在感染或已经存在感染证据的切口疝患者，美国腹壁疝工作组（Ventral Hernia Working Group，VHWG）提出了切口的分级。1 级：低度风险，如无切口感染的历史、发生并发症的风险低；2 级：并存高危因素，如吸烟、肥胖、糖尿病、免疫抑制性疾病、慢性阻塞性肺疾病等；3 级：潜在污染，如既往切口感染史、存在血清肿、胃肠道损伤；

4 级：感染，如存在补片感染、感染性裂开等，见表 2-2。

表 2-2　美国腹壁疝工作组切口疝的切口分级

1 级 低危	2 级 合并情况	3 级 潜在污染	4 级 感染
发生并发症的风险低，无切口感染的病史	吸烟、肥胖、慢性阻塞性肺疾病、糖尿病、免疫抑制性疾病	既往切口感染，存在血清肿，胃肠道切开	补片感染，脓肿形成

该分级明确了不同分级切口疝的手术方式及手术中应该使用的修补材料。比如，1 级可以选择外科医师平时常用的补片及手术方式（开放或腔镜）；2 级存在手术部位感染的风险，使用合成补片应该谨慎，使用生物补片潜在获益；3 级的情况，原则上不推荐使用合成补片，使用生物补片潜在获益；4 级则不推荐使用合成补片，应该考虑生物补片。

（3）Novisky 分型

正是考虑到各个分型的局限性，在以上分型的基础之上，近年来 Novisky 等借鉴肿瘤的 TNM 分期对腹壁疝分级进行探索，以"疝"（hernia）、"患者"（patient）、"伤口状态"（wound）这三个维度的参数对腹壁疝进行分期（HPW 分型），以便对外科手术早期并发症发生率和疝复发率等疝患者的预后做出准确预测，建立类似"TNM 分期"的腹壁疝分级系统，见表 2-3 和表 2-4。

表 2-3 Novisky 分型（1）

	疝（H）	患者（P）	伤口（W）	HPW 分级
Ⅰ期	1	0	0	H1，P0，W0
Ⅱ期	1 或 2	任何情况	0	H1，P1，W0；H2，PX，W0
Ⅲ期	任何情况	任何情况	0 或 1	H1，PX，W1；H2，PX，W1；H3，P0，W1
Ⅳ期	3	任何情况	0 或 1	H3，P1，W0；H3，PX，W1

注：疝的大小（H）：H1 < 10 cm；10 cm ≤ H2 < 20 cm；H3 ≥ 20 cm。患者并发症（P）：P0：无并发症；P1：至少有以下 1 种情况出现：肥胖、糖尿病、吸烟和免疫抑制。伤口情况（W）：W0：清洁伤口；W1：污染伤口。

表 2-4 Novisky 分型（2）

	H1	H2	H3
P1	Ⅰ期	Ⅱ期	Ⅲ期
P2	Ⅱ期	Ⅲ期	Ⅳ期
W1	Ⅲ期	Ⅲ期	Ⅳ期

初步研究表明，Ⅰ期腹壁疝的术后早期并发症发生率为 5.8%，复发率为 4.7%。而Ⅳ期腹壁疝术后早期并发症发生率为 38.9%，复发率为 31.1%。随着 HPW 系统逐步完善，其能更好地指导临床治疗方案的选择，使不同病例间具有可比性，有利于临床研究的开展。

可以看出，国外的分型也都具有各自的局限性。欧洲疝学会分型也是关注局部，忽略了患者的整体情况。美国腹壁疝工作组切口疝分级对于切口疝局部感染状态的处理可以说是非常精细化的，具有极大的指导意义，但切口疝包含的层面太多，其他各个层面的分期考虑可以参考 VHWG 切口疝分级的精细考量。HPW 分型是考虑较为全面的切口疝的分型，但 H、P、W 的各个层面并不完备，需要进一步完善及临床实践来进行修改。

3. HPW 分型是未来切口疝分型的一个方向

正如前文所提及的，世界上没有完全相同的两个切口疝，也没有一个完美的分型方法。但一个好而完备的分型方法，确实对切口疝治疗的指导、手术的选择、随访的开展及预后的预测至关重要。这点，我们可以参考肿瘤的经典 TNM 分期。几十年的经验表明，简单的 TNM 分期指导了大多数肿瘤的诊治和预后。而切口疝的分型，也要向 TNM 分期看齐。

总之，一个好的切口疝分型，不仅要考虑切口疝的局部状态，如缺损的大小、既往或现在的皮肤状态、疝囊的容积等，还需要考虑腹腔内的状态，如腹腔内的肠道粘连、腹腔容积、残存肌肉代偿情况，同时还要考虑患者的总体器官功能状态，如心、肺、肝、肾甚至凝血功能，以此为对照，评估患者的手术耐受能力。而对于患者在术前准备中的一些工作，如渐进性人工气腹、肉毒杆菌毒素注射、心肺功能的锻炼等，就像肿瘤治疗之前的新辅助或转化治疗一样，可以重新进行分型和评估，达到手术条件者，才考虑行手术治疗。HPW 分型，考虑得最为全面，也是未来切口疝分型的一个方向。

（周太成）

中国医学临床百家

参考文献

1. 马颂章 . 成人腹股沟疝、股疝和腹部手术切口疝手术治疗方案 // 第二届疝与腹壁外科（上海）国际论坛论文集 . 上海：[出版者不详]，2011.

2. MUYSOMS F E, MISEREZ M, BERREVOET F, et al. Classification of primary and incisional abdominal wall hernias. Hernia，2009，13（4）：407-414.

3. 中华医学会外科学分会疝与腹壁外科学组，中国医师协会外科医师分会疝和腹壁外科医师委员会 . 腹壁切口疝诊断和治疗指南（2018 年版）. 中华疝和腹壁外科杂志（电子版），2018，12（4）：241-243.

4. 汤睿，吴卫东，周太成 . 腹外疝手术学 . 北京：科学出版社，2019.

5. 顾岩，田文，王平，等 . 腹壁缺损修复与重建中国专家共识（2019 版）. 中国实用外科杂志，2019，39（2）：101-109.

6. BITTNER R, BINGENER-CASEY J, DIETZ U, et al. Guidelines for laparoscopic treatment of ventral and incisional abdominal wall hernias（International Endohernia Society [IEHS]）—Part 2. Surg Endosc，2014，28（2）：353-379.

7. Ventral Hernia Working Group, BREUING KARL, BUTLER CHARLES E, et al. Incisional ventral hernias：review of the literature and recommendations regarding the grading and technique of repair. Surgery，2010，148（3）：544-558.

8. 尤里·W. 诺维茨基 . 现代疝外科学：理论与技术 . 陈杰，申英末，译 . 天津：天津科技翻译出版有限公司，2018.

术前腹腔扩容的方法和技术

腹壁切口疝是腹部手术后对腹壁起主要支持作用的肌腱膜层愈合不良而产生的腹壁缺损，发生率为 2% ～ 11%，日益引起大家的重视。术后导致腹壁出现切口疝的原因很多，如切口感染、切口裂开、前列腺增生、便秘及术后长期慢性咳嗽等。

腹壁的正常功能由腹壁的肌肉与膈肌共同维持，除了保护腹腔内的脏器外，对于保持身体直立、躯体运动、协助呼吸、咳嗽、分娩、排尿与排便等功能均非常重要。当腹壁有缺损时，缺损部分的腹壁失去腹肌和膈肌的控制和约束，若为小切口疝，腹壁功能的缺损由其余的腹肌与膈肌代偿，但在腹内压持续不断的作用下，切口疝（疝囊容积）会随着病程的延续而逐渐增大，直至发生失代偿情况。这种状态下的巨大腹壁切口疝由于腹腔内脏器的移位而伴有腹腔容量的丧失，可能对机体产生一系列不良影响，如降低心、肺储备功能，压迫腹腔脏器及破坏脊柱和胸廓的稳定性等。

对于腹壁切口疝，目前最有效的治疗手段为手术治疗，其中补片是重要的置入修补材料。常规的手术步骤为回纳疝内容物、关闭缺损、缝合肌筋膜组织及补片以加强腹壁，但对于巨大腹壁切口疝，若手术前没有充分的准备，术后容易出现腹腔压力过高和腹腔间室综合征，处理极其麻烦，严重时可能导致患者死亡。如何在保证不产生过高张力的条件下重建腹壁解剖结构与生理功能，仍是当今外科面临的棘手问题。目前的观点认为对于巨大腹壁切口疝，为防止疝内物还纳腹腔后发生腹腔压力过高和腹腔间室综合征，术前应对患者进行充分的评估并进行相应腹腔扩容及腹肌顺应性训练。

1. 术前准备与评估

术前患者宜戒烟并积极处理其伴有的全身性疾病。术前减重可减少腹腔内脂肪含量，降低疝内容物回纳腹腔后的腹腔内压，提高手术的成功率。术前宜常规进行相应的腹腔扩容及腹肌顺应性训练，术前 2 ～ 3 周开始将疝内容物还纳腹腔，加用腹带束扎腹部。

除了常规的术前实验室检查外，对该类患者术前还需严密监测呼吸功能，包括胸部 X 线检查、肺功能及血气分析。术前宜在侧卧体位下行 CT 或 MRI 检查，对疝囊容积和腹腔容积进行精确测定，计算腹壁缺损及疝囊与腹腔容积的比值，以对腹壁疝进行充分的评估。

2. 腹腔扩容的方法

（1）组织扩张器技术

组织扩张器（tissue expanders，TEs）技术机制：通过组织扩张器扩张腹壁皮肤与肌筋膜组织来实现腹壁缺损的修复重建。皮下放置扩张器更常用于筋膜张力较小但存在明显皮肤缺损的患者；肌间放置扩张器用于涉及筋膜和腹部肌肉组织的大型缺损。

适应证：①腹壁缺损宽度＞ 15 cm 的巨大切口疝；②术前评估无法初次修复的巨大复杂腹壁缺损。

手术通常在全身麻醉下进行，TEs 的放置位置应选择在腹部缺损的外侧，最好是在无瘢痕的区域。肌间放置 TEs 时，首选位置是腹外斜肌和腹内斜肌之间，因为这提供了一个相对无血管的平面，具有较低的神经血管损伤风险。根据缺损或瘢痕组织的大小和位置，每个患者最多可使用 4 个扩张器。扩张器的大小在 100 ～ 950 mL 之间。为使切口部位充分愈合，至少应在 TEs 插入后 2 周开始扩张。扩张的持续时间取决于患者的舒适度和依从性，但应允许 4 周至 3 个月的时间来实现足够的扩张，直到扩张到足够的组织。扩张完成后，平均膨胀体积为 450 ～ 1200 mL。在扩张前及扩张后使用多层螺旋 CT/MRI 三维重建容积再现技术，评估扩张效果，扩张后 1 ～ 13 个月行第二阶段手术。

并发症：①术后感染；②血肿；③ TEs 破裂；④ TEs 故障；

⑤皮肤坏死。

组织扩张器技术为腹壁缺损的修复重建提供了具有生机与活力的自体组织，可以提高第二阶段手术修补巨大切口疝的成功率。但使用 TEs 也有一些缺点，如设备相关的并发症、多次手术、治疗周期长和费用较高。目前 TEs 用于腹壁缺损修复的病例数较少，仍需要更多的临床研究资料来进行总结。

（2）术前渐进性人工气腹

术前渐进性人工气腹机制：通过人工气腹将腹壁肌肉和筋膜组织逐渐延展拉伸，以达到腹壁扩张的目的，有利于腹腔内容物回纳，预防术后腹腔间室综合征的发生。

适应证：①疝囊突出体外明显，疝囊容积与腹腔容积之比为 15% ～ 20%；②既往腹腔内有严重感染或致密粘连。

人工气腹的操作方法：选用局部麻醉，在 B 超或 CT 引导下，采用 Seldinger 穿刺技术进行腹腔穿刺置管。穿刺部位应远离疝囊和前手术的切口，以减少穿刺置管引起的感染及扩散。缓慢注入空气，注气时观察患者耐受情况。首次可注入 200 mL，以后每次注入 200 ～ 300 mL 气体，每隔 1 ～ 3 日注气 1 次，通常需维持 2 ～ 3 周，总气体注入量为 2 000 ～ 5 000 mL，维持至手术时间。当患者出现恶心或肩膀疼痛时，往往提示膈肌受到刺激，应停止注气。若注入气体后患者出现呼吸或循环系统紊乱或严重的不适反应，可通过导管或经皮穿刺抽吸已注入的气体，直至症状得到缓解。

人工气腹的并发症：①皮下及腹膜后气肿；②纵隔气肿和气胸；③呼吸或循环紊乱；④极少见的并发症，如一过性胆囊分离、肠气囊肿。

渐进性人工气腹操作简单，局麻下即可完成，可以提高手术修补巨大切口疝的成功率，但可惜的是目前并没有统一的治疗标准，而且对于每次注入气体的容积、频次和总量尚无共识，主要由患者的耐受情况及注入人工气腹后患者的不适反应而定，后续还需要大样本的临床资料进行总结。

（3）A 型肉毒杆菌毒素介导的化学性组织结构分离技术

A 型肉毒杆菌毒素介导的化学性组织结构分离技术机制：注射用 A 型肉毒杆菌毒素是一种由肉毒杆菌产生的神经毒素，其能破坏神经细胞胞质内可溶性 N- 乙基顺丁烯二酰亚胺敏感性的融合蛋白附着蛋白受体，抑制乙酰胆碱酯的释放，进而抑制神经肌接头的兴奋传递，使肌肉产生弛缓性麻痹，肌肉变长、变薄，并使疝缺损缩小、腹腔容积扩大，同时可减少腹横肌、腹内斜肌和腹外斜肌三层肌肉的侧向张力，易于切口疝缺损的关闭和术后的愈合，利于腹壁功能性重建，还可适当提高手术后镇痛效果。

适应证：主要用于大（缺损直径＞ 8 cm）或巨大（缺损直径＞ 12 cm）的中线切口疝的治疗。

操作方法：在超声引导下局部注射 BTA。对于 BTA 作为腹壁重建（abdominal wall reconstruction，AWR）辅助药物的最佳剂量、浓度或注射位置，目前还没有共识。在手术前 1 ～ 4 周给药，将 BTA 300 U 用 0.9% 生理盐水 150 mL 稀释至 2 U/mL，于腋前线肋缘下与髂前上棘间选取两点，腋中线肋缘下与髂前上棘中点处取一点，每个点在超声引导下分别找到腹横肌、腹内斜肌、腹外斜肌三层，由内而外在每层肌肉内浸润注射 BTA 稀释液 8 ～ 9 mL，每侧约 75 mL（BTA 150 U）。BTA 给药前、后采用 CT 成像来测量侧腹壁的长度和厚度。

并发症：BTA 治疗过程中并发症少，部分患者有短暂的腹胀感和轻微咳嗽或打喷嚏，多在 BTA 注射后 2 ～ 3 日表现明显，可通过束腹带缓解。

BTA 是一种安全、有效且易于操作的术前辅助治疗方法，可在复杂的 AWR 中实现原发性筋膜闭合。但关于 BTA 药物的最佳剂量、浓度或注射位置，目前还没有共识，仍需要更多的临床研究进行总结。

（4）术前渐进性人工气腹联合 BTA 介导的化学性组织结构分离技术

在国外已有术前渐进性人工气腹联合 BTA 介导的化学性组织结构分离技术应用于 AWR 的相关研究报道，但在我国尚无相关病例报道。具体适应证、术前准备、评估、操作方法参照渐进性人工气腹和 BTA 介导的化学性组织结构分离技术。

总之，组织扩张器、渐进性人工气腹、BTA 介导的化学性组织结构分离技术在治疗巨大和复杂腹壁缺损中尚无广泛应用的经验，仍然需要更多临床研究及专家共识来形成相对统一的操作方法，以便于在临床广泛推广。

（刘正人　谢　熠）

参考文献

1. 中华医学会外科学分会疝与腹壁外科学组，中国医师协会外科医师分会疝和腹壁外科医师委员会．腹壁切口疝诊断和治疗指南（2018 年版）．中华疝和腹壁外科杂志（电子版），2018，12（4）：241-243.

2. 顾岩，田文，王平，等．腹壁缺损修复与重建中国专家共识（2019 版）．中国实用外科杂志，2019，39（2）：101-109.

3. 陈双，宗振．术前渐进性人工气腹在治疗复杂腹壁缺损中的应用．外科理论与实践，2016，21（2）：108-110.

4. 杨斌，陈双，周军，等．腹壁巨大切口疝的围手术期处理．中华普通外科学文献（电子版），2009，3（6）：26-28.

5. 聂鑫，顾岩．巨大腹壁缺损伴腹壁功能不全外科治疗．中国实用外科杂志，2014，34（5）：395-398.

6. WOOTEN K E，OZTURK C N，OZTURK C，et al. Role of tissue expansion in abdominal wall reconstruction：a systematic evidence-based review. J Plast Reconstr Aesthet Surg，2017，70（6）：741-751.

7. ELSTNER K E，READ J W，RODRIGUEZ-ACEVEDO O，et al. Preoperative progressive pneumoperitoneum complementing chemical component relaxation in complex ventral hernia repair. Surg Endosc，2017，31（4）：1914-1922.

8. 王平，吴浩，黄永刚，等 . 肉毒杆菌毒素 A 介导的化学性组织结构分离在腹壁巨大计划性切口疝修补术中的应用 . 中华消化外科杂志，2018，17（11）：1134-1136.

9. MOTZ B M, SCHLOSSER K A, HENIFORD B T. Chemical components separation：concepts, evidence, and outcomes. Plast Reconstr Surg, 2018, 142（3 Suppl）：58S-63S.

10. BUENO-LLEDÓ J, TORREGROSA A, JIMÉNEZ R, et al. Preoperative combination of progressive pneumoperitoneum and botulinum toxin type A in patients with loss of domain hernia. Surg Endosc, 2018, 32（8）：3599-3608.

腹壁切口疝修补方法之开放技术

虽然应用补片开放式修补腹壁切口疝已有 60 多年历史，但被临床外科医师普遍接受才 20 余年。在欧美国家，目前这一技术已成为中、大切口疝外科治疗的主要方法。

补片修补切口疝的方法基本可归纳为 4 种：补片直接缝于疝环边缘形成桥接（Inlay 修补法）、Onlay、Sublay、IPOM。Inlay 修补法因术后复发率太高，不推荐使用。近 30 年来，经疝外科学者探索和总结，已形成了以下国内外目前常用的比较理想的 3 种方法。

1. 肌筋膜前置补片修补法

肌筋膜前置补片修补方法简单，补片易于放置固定，如发生切口感染易于处理。伴有腹腔感染的患者使用后无术后严重并发症发生。缺点为术后手术区有一定的不适感，特别是皮肤覆盖不满意的病例，补片易从皮下露出。另外，补片易被腹压推起，导致复发，也易发生伤口血清肿。这种修补方法适合于中线的中大切口疝，而巨大切口疝、侧腹壁切口疝和皮下脂肪组织少者不宜采用。

（1）修补方法有 2 种

加固法（reinforcement）：1979 年由 Chevrel 首先报道，亦称 Chevrel 手术。手术步骤：游离出疝环缘，疝囊尽可能不要打开，将疝环缘拉合到一起缝合关闭缺损，如关闭缺损困难可在缺损周围的肌鞘前做广泛的游离，显露出两侧腹直肌前鞘。根据疝环大小，在疝环两侧腹直肌前鞘相应部位做一切口，然后游离切口的前鞘并将其向内侧反转，形成斗篷样覆盖物关闭缺损；也可采用腹壁组织结构分离技术关闭缺损，然后用合成补片或生物补片覆盖加固，补片应超过原缺损缘 5 cm。补片边缘用 2-0 Prolene 线做连续缝合固定，再将补片中心与其下肌筋膜做两行缝合固定，针距 2 cm。皮下放置 1 ～ 2 根乳胶引流管，另戳孔引出。

桥接法（bridging）：对于腹壁缺损巨大的切口疝，无法使用 Chevrel 方法或 CST 关闭缺损，行加固法修补时可采用此种方法。手术步骤：解剖疝囊游离出疝环缘，在疝囊的中点纵行打开，将其分为左、右两叶，用 2-0 的可吸收线将疝囊的一叶固定到对侧疝环缘，而对侧的疝囊叶叠盖第一叶上，固定在对侧疝环缘。沿疝环缘向周边游离出肌筋膜面 6 ～ 7 cm，将合成补片（所用补片抗张力强度必须 > 32 N/cm）覆盖在缺损上方，补片应超过缺损缘 5 cm。用 1-0 Prolene 缝线将补片与疝环缘的肌筋膜以间断或连续缝合的方式固定，间断固定以针距 2 cm 为佳，补片边缘固定同 Chevrel 方法。在两侧疝环缘外 2 cm 处再做纵行间断缝合固定，针距 2 cm。皮下放置 1～2 根乳胶引流管，另戳孔引出。

（2）评价

2013 年一项系统研究回顾了 62 篇关于腹壁疝修补和补片放置的论著，涉及 5800 多例患者，分析得出 Onlay 或 Inlay 的疝复发率最高，均为 17%。但 Kingsnorth 的研究结果令人鼓舞。他在 2007 年发表了一系列前置补片的腹壁疝修补术，联合结构分离、缝合和纤维蛋白胶技术。该术式包括中线关闭和选择性使用 Ramirez 组织结构分离。研究人群包括 116 例患者，中位随访时间为 15.2 个月，术后复发率为 3.4%。使用黏合剂固定前置补片的远期优点包括防止因补片收缩而导致的慢性疼痛。而且由于补片不在腹腔内放置，补片相关并发症的发生风险更小，并且在术后感染或者术中污染的情况下，可以最大限度地保留补片，清除感染区域。补片前置于大网孔结构为负压封闭引流装置处理感染提供了较为理想的整合。因此，目前 Onlay 技术越来越得到重新认识而在临床上被广泛开展。

2. 肌后筋膜前置补片修补法

目前这种方法被认为是修补切口疝较为理想的方法。其优点为补片置于肌后，因肌肉组织血运丰富，利于组织长入补片中将其牢牢地固定，同时借助腹内压作用可使补片紧贴肌肉的深面，从而产生一种"并置缝合"效果，术后复发率低，适合各种大小切口疝和皮下脂肪组织少者。但该手术较费时，分离创面大，术后近期修补区疼痛稍重，腹直肌后间隙的机械效应已经被一个全新的体外腹壁切口疝模拟所证。在这个研究中，腹壁肌肉前的补片放置导致补片稳定性降低，并且与肌肉后位置相比，增加了补片术后膨出的可能性。

（1）修补方法有 2 种

加固法：Rives 在 20 世纪 60 年代首先报道此方法，后由 Wantz 和 Stoppa 做了改进，现文献中多称为 Stoppa 修补法或 Rives-Stoppa 修补方法，多用于中线切口疝。手术步骤：解剖疝囊，游离出疝环缘，如疝位于半环线上，应在疝环缘打开腹直肌鞘进入腹直肌后鞘前间隙，在此间隙内进行游离达半月线处。如果疝位于半环线下，则在腹直肌后、腹膜前间隙进行游离达半月线处或更远处。关闭后鞘或腹膜，将聚丙烯或聚酯补片置于腹直肌后鞘或腹膜前间隙中，覆盖缺损处，补片与疝环缘重叠 3 cm 以上，用 3-0 Prolene 缝线或 3-0 可吸收缝线缝合固定补片边缘。固定线间距通常以 3 ~ 4 cm 为宜，然后将腹直肌和前鞘在补片前缝合关闭，皮下放置 1 ~ 2 根乳胶引流管，另戳孔引出。

桥接法：多用于巨大无法关闭腹直肌和前鞘的正中切口疝。手术步骤：游离疝囊和分离腹直肌后间隙同"加固法"，不关闭后鞘，但需关闭腹膜，如腹膜也无法关闭，如有大网膜，则可用其作为脏器和补片间隔离层；如无大网膜可用，应放弃使用该方法。然后将合成补片（所用补片抗张力强度必须＞32 N/cm）置于腹直肌后鞘或腹膜前间隙中覆盖缺损，补片超出缺损缘5 cm，补片边缘固定同"加强法"。不强行将前鞘拉合到一起缝合关闭，只将疝环缘肌腱膜与补片做间断缝合固定，间距2～3 cm。补片前放置1～2根乳胶引流管，另戳孔引出。

（2）评价

Sublay法是将补片置放于腹直肌后、腹直肌后鞘前的间隙内。这是一种革命性的腹壁疝修补术，适用于复杂切口疝，同时复发率较低。这一技术更多地被用于修补中线部位切口疝，尤其是结合组织结构分离技术，可以很有效地在复杂腹壁切口疝手术中关闭缺损并重建腹壁白线。此外，放置于腹直肌后间隙的足够大的补片有更好的血管化环境，远期有更良好的腹壁顺应性。同时，术后疝复发及补片膨出的概率也大大低于肌筋膜前置补片的修补方式。

3. 腹腔内置补片修补法

近年来，随着新型防粘连补片的发展和腹腔镜修补技术开展，腹腔内置补片修补法的使用逐渐增多。该技术的优点为容易放置补片，不易形成血肿及血清肿，感染率低。另外，根据帕斯卡定律，补片受到腹腔压的冲击力越大，补片就会与腹壁贴复得越紧，不会发生补片与周边组织离合，可有效地防止复发。由于补片放于腹腔内，补片的一个面直接与腹腔脏器接触，要防止因补片而引起的粘连及由此导致的一系列并发症，故需采用防粘连合成补片或生物补片。

（1）修补方法有 2 种

加固法：此方法多用于中线切口疝。手术步骤：解剖疝囊，游离出疝环缘，围绕疝环缘向腹腔内游离出 6 ～ 7 cm，将粘连于腹壁的网膜及肠管游离开，选择大小合适的防粘连合成补片或生物补片覆盖缺损处，防粘连面朝向腹腔，补片与疝环缘重叠 3 cm 以上，将补片边缘与腹壁用 2-0 的 Prolene 线行全腹壁穿刺缝合固定，间距 2 ～ 3 cm。在补片前将缺损的肌筋膜缝合。皮下放置乳胶管引流，另戳孔引出。缝合皮下组织和皮肤。

桥接法：多用于巨大的无法关闭腹直肌和前鞘的正中切口疝。手术步骤：解剖疝囊，腹腔内游离，补片选择、放置及边缘固定同"加固法"。但补片应超出疝环缘 5 cm，补片抗张力强度必须＞ 32 N/cm。不需将疝环缘拉合到一起缝合关闭补片前缺损，而是将疝环缘在无张力的情况下与补片行间断缝合固定，间距 2 ～ 3 cm。皮下放置乳胶管引流，另戳孔引出。缝合皮下组织和皮肤。

（2）评价

目前，虽然欧美国家相较肌筋膜补片前置更推崇 Sublay 和 IPOM 技术，但在 IPOM 技术中，我们应该更重视和关注置入腹腔内合成补片的相关并发症，如补片引起的肠管粘连、补片对肠管的侵蚀及远期肠瘘等严重情况。随着更新型合成补片的研发，其防粘连涂层对肠管有更理想的保护作用，加上更方便的腹腔内补片固定装置的出现，我们有理由相信 IPOM 技术依然会以其更简单的手术操作、更宽的手术适应证和更低的术后复发率成为腹壁疝修补技术中的重要组成部分。

（闵　凯）

参考文献

1. ALBINO F P，PATEL K M，NAHABEDIAN M Y，et al. Does mesh location matter in abdominal wall reconstruction? A systematic review of the literature and a summary of recommendations. Plast Reconstr Surg，2013，132（5）：1295-1304.

2. KINGSNORTH A N，SHAHID M K，VALLIATTU A J，et al. Open onlay mesh repair for major abdominal wall hernias with selective use of components separation and fibrin sealant. World J Surg，2008，32（1）：26-30.

3. STOIKES N，SHARPE J，TASNEEM H，et al. Biomechanical evaluation of fixation properties of fibrin glue for ventral incisional hernia repair. Hernia，2015，19（1）：161-166.

4. BINNEBÖSEL M，ROSCH R，JUNGE K，et al. Biomechanical analyses of overlap and mesh dislocation in an incisional hernia model in vitro. Surgery，2007，142（3）：365-371.

5. RIVES J，LARDENNOIS B，PIRE J C，et al. Large incisional hernias. The importance of flail abdomen and of subsequent respiratory disorders. Chirurgie，1973，

99 (8)：547-563.

6. STOPPA R E. The treatment of complicated groin and incisional hernias. World J Surg, 1989, 13 (5)：545-554.

7. IQBAL C W, PHAM T H, JOSEPH A, et al. Long-term outcome of 254 complex incisional hernia repairs using the modified Rives-Stoppa technique. World J Surg, 2007, 31 (12)：2398-2404.

8. ISRAELSSON L A, SMEDBERG S, MONTGOMERY Λ, et al. Incisional hernia repair in Sweden 2002. Hernia, 2006, 10 (3)：258-261.

9. HELGSTRAND F, ROSENBERG J, KEHLET H, et al. Nationwide prospective study of outcomes after elective incisional hernia repair. J Am Coll Surg, 2013, 216 (2)：217-228.

10. SNYDER C W, GRAHAM L A, GRAY S H, et al. Effect of mesh type and position on subsequent abdominal operations after incisional hernia repair. J Am Coll Surg, 2011, 212 (4)：496-502, discussion 502-504.

11. HALM J A, WALL L L D, STEYERBERG E W, et al. Intraperitoneal polypropylene mesh hernia repair complicates subsequent abdominal surgery. World J Surg, 2007, 31 (2)：423-429, discussion 430.

腹壁切口疝修补方法之腹腔镜技术

切口疝是腹部手术最常见的长期并发症，发病率为5%～20%，在高危患者中其发病率可达30%。近年，随着腹腔镜微创技术的推广、手术切口关闭材料的发展及缝合理念的进步，切口疝发病率有下降的可能，但实际患者数量仍巨大，且腹腔镜戳孔关闭不妥善造成的"戳孔疝"日渐增多。以美国为例，每年有近17 000例切口疝患者行手术处理，而国内切口疝患者数量更多。

自1993年LeBlanc等将腹腔镜技术应用于腹壁切口疝修补术中，即行IPOM，腹腔镜切口疝修补技术方兴未艾。因将补片长期置入腹腔内，有造成肠粘连、补片侵蚀及肠瘘等的风险，近年有学者认为手术操作及补片应尽量局限于腹壁内层次进行修补，而避免进入腹腔。但因IPOM具有其显著优势，如操作相对简单、避免对腹壁组织再次干扰、创伤小、切口及补片感染发生率低等，仍被广泛应用。近年来，腔镜Sublay切口疝修补术逐步开展，技术限制及手术难度随着手术器械及技巧的发展而逐渐降低。该手术操作局限于腹壁，不进入腹腔，进一步拓展了腔镜在切口疝中的应用。

1. 腹腔镜切口疝修补术与开放切口疝修补术对比

腹腔镜切口疝修补术的优势是显而易见的，大量的随机对照试验及荟萃分析认为其创伤小、切口感染相关并发症少，慢性疼痛及长期随访复发率低或与开放手术相当。目前存在的问题有两个：第一，在术中并发症方面，研究认为腹腔镜切口疝修补术要略高于开放手术，但随着疝外科医师经验的积累及技术的进步，一定程度上可以避免术中副损伤等并发症。选择合适的患者，预判疝环大小及腹腔内粘连情况，适时行小切口辅助粘连的分离、疝环的关闭等操作，有利于手术进行并减少并发症发生。第二，IPOM 术中补片直接与腹腔内容物接触，这是一个潜在的争议问题，但目前无足够的证据能够否定将具有防粘连涂层的补片放置于腹腔。另外，随着材料学的进步，补片材料问题必然会得到解决。然而，因切口疝的位置多样性及异质性，腹腔镜切口疝修补术难以成为切口疝修补的 "金标准"，腹腔镜手术与开放手术应为互补关系而非对立，腹腔镜下复杂粘连分离、关闭疝环困难时也需要结合开放切口来完成，而最后补片可在腹腔镜下固定。因此，腹腔镜 / 开放技术都仅是完成复杂切口疝修补的一个步骤，术前应慎重评估，术中应根据具体情况调整手术策略，必要时结

合腔镜 / 开放技术的各自优势，使患者获益最大化。

2. IPOM 术式是目前最常用的腹腔镜切口疝修补术

毋庸置疑，腹腔镜切口疝修补术的主流术式仍然是 IPOM。历经 20 多年的发展，IPOM 并不存在明显的技术障碍。关于 IPOM 的争议点主要有以下几个方面：腹腔内的号称防粘连补片，是否能真正起到防粘连作用；补片终生留置体内是否会侵蚀肠管及造成肠瘘，虽然补片厂商做了很多努力，但是至今并未有一款修补材料能够做到真正防粘连。大量动物实验证实不同材质的防粘连补片，在手术后都造成了不同程度的粘连。这也是尚未解决的主要问题，但也不能因此否认防粘连补片的安全性，毕竟目前没有确切的证据证实防粘连补片留置在腹腔内是不安全的。而有关技术性问题的争议及关注点，如腹腔内粘连重时粘连的分离处理，如果无法继续分离粘连，或造成肠管或者脏器的损伤，IPOM 手术可能无法继续而半途而废。巨大切口疝全腔镜下疝环关闭困难及采用钉枪、缝线固定补片造成的长期慢性疼痛等情况，这些争议点随着技术技巧的进步、固定材料的改进，已经尽可能地减少了，并且联合开放杂交手术方式的出现进一步拓展了腹腔镜在切口疝中的应用。杂交手术是将开放与腔镜的优势相结合，在小切口辅助下分离粘连，切除多余的疝囊壁，关闭疝囊残腔，并在腹腔镜下放置补片并将其固定。开放条件下可明显降低分离粘连过程中肠管及器官损伤的概率，一项近年 Cochrane 评价证实腹腔镜与开放手术下肠损伤概率分别为 1.55% 及 0.63%。同时开放手术下关闭疝环可以降低术后血清肿发生率 。

我们的经验：对于疝环大于 10 cm、采用钩针或者缝合无法关闭疝环及腹腔内粘连分离困难的患者，一般是采用杂交术式。开放下结合 CST 或者 TAR，一方面，可降低手术风险、确切地关闭疝坏、缝合闭合无效腔；另一方面，能切除多余的皮肤及瘢痕组织，对腹壁进行整复，达到一定的美容效果。实际上，腹腔镜下 CST/TAR 也是可行的，但对术者技术要求较高，可作为临床试验尝试，不推荐作为常规操作。

3. 腹腔镜 Sublay 修补术应用前景广泛

腹腔镜 Sublay 修补术近几年在一些学者的倡导下逐步被广大疝专科医师所熟知，但实际上 2002 年就被 Miseres M 等人报道，受限于当时腔镜器械、手术操作难度及外科医师的技巧、认识，并未得到推广。近些年因对腹腔内补片置入长期并发症的担忧，疝外科医师提出了"将腹壁问题归还腹壁"的理念，而腹腔镜 Sublay 术式操作局限于腹壁，除了符合当前微创理念外，在力学原理上与 IPOM 具有同等优势，复发率明显低于肌前修补，成为腹腔镜切口疝修补的潜力术式。

腔镜 Sublay 的前身为 Reinpold 等人的小切口 Sublay 术式。2017 年 Schwarz 等人将小切口 Sublay 改为全腔镜下进行，称为内镜微或小切口行开放 Sublay 修补术（endoscopic mini/less open sublay technique，eMILOS）。2018 年 Belyansky 等人报道了增强视野完全腹膜外疝修补术（enhanced-view totally extraperitoneal，eTEP）。另外，我国内地蒋会勇、吴卫东、李炳根、汤睿等人及香港地区 Yang 等人在此方面也做了很多工作，甚至有专家采用机器人行 Sublay 手术。即便名称繁多，缺乏统一，但是该术式修补时是完全通过腹腔镜且补片层次在肌后腹膜前间隙，故经腹腔 Sublay 写作 transabdominal Sublay（TAS），全腹膜外 Sublay 写作 totally extraperitoneal Sublay（TES），读音上模仿美、英 TAPP 和 TEP 的读音。

理论上讲，腹腔镜 Sublay 修补术可以完成几乎所有类型切口疝的修补，且借助腹膜与腹壁肌肉之间相互的力量，补片可以不固定或者较少固定，减少了术后疼痛，且防粘连补片的应用具有巨大的优势。目前经过一段时间实践，有些疝外科医师可以成功游离出足够的空间，称为"全腹膜囊技术"。但是我们也认识到对于中大型切口疝来说，操作还是非常困难的，目前仅少数单位在中小型腹壁疝上尝试性开展，故尚缺乏足够多的病例及足够长的随访资料，要做到真正广泛应用还要彻底解决一些问题，如几个潜在间隙之间的分隔、层次入路等，都需要更多的实践及推广，这也对疝外科医师的操作技巧、解剖的认识提出了更高的要求。

腔镜 Sublay 的出现为切口疝"微创"及"腹壁内修补"理

念的实现提供了可能，我们应该认识到切口疝修补具有相当的异质性，需个体问题个体处理，当前条件下 IPOM 与腔镜 Sublay 都应该开展。作为疝外科医师，尽可能地降低患者的围手术期及长期并发症，使患者最大获益化，是我们追求的终极目标，而腔镜是实现这个目标的良好工具。

（张光永）

参考文献

1. FINK C, BAUMANN P, WENTE M N, et al. Incisional hernia rate 3 years after midline laparotomy. Br J Surg, 2014, 101 (2)：51-54.

2. CASACCIA M, PAPADIA F S, PALOMBO D, et al. Single-port versus conventional laparoscopic cholecystectomy：Better cosmesis at the price of an increased incisional hernia rate? Journal of Laparoendoscopic & Advanced Surgical Techniques, 2019, 29 (9)：1163-1167.

3. SAUERLAND S, WALGENBACH M, HABERMALZ B, et al. Laparoscopic versus open surgical techniques for ventral or incisional hernia repair. Cochrane database of systematic reviews, 2011, 16 (3)：CD007781.

4. TANDON A, SHAHZAD K, PATHAK S, et al. Parietex™ Composite mesh versus DynaMesh®-IPOM for laparoscopic incisional and ventral hernia repair：A retrospective cohort study. The Annals of The Royal College of Surgeons of England, 2016, 98 (8)：568-573.

5. ARUNG W, DRION P, DETRY O, et al. Sepramesh and postoperative peritoneal adhesions in a rat model. Acta Chirurgica Belgica, 2016, 116 (6): 357-361.

6. JUNGE K, BINNEBÖSEL M, ROSCH R, et al. Adhesion formation of a polyvinylidenfluoride/polypropylene mesh for intra-abdominal placement in a rodent animal model. Surgical Endoscopy, 2009, 23 (2): 327-333.

7. MISEREZ M, PENNINCKX F. Endoscopic totally preperitoneal ventral hernia repair. Surgical Endoscopy And Other Interventional Techniques, 2002, 16 (8): 1207-1213.

8. BELYANSKY I, DAES J, RADU V G, et al. A novel approach using the enhanced-view totally extraperitoneal (eTEP) technique for laparoscopic retromuscular hernia repair. Surgical endoscopy, 2018, 32 (3): 1525-1532.

9. SCHWARZ J, REINPOLD W, BITTNER R. Endoscopic mini/less open sublay technique (eMILOS): a new technique for ventral hernia repair. Langenbeck's archives of surgery, 2017, 402 (1): 173-180.

10. BELYANSKY I, ZAHIRI H R, PARK A. Laparoscopic transversus abdominis release, a novel minimally invasive approach to complex abdominal wall reconstruction. Surgical innovation, 2016, 23 (2): 134-141.

11. LI B, QIN C, BITTNER R. Totally endoscopic sublay (TES) repair for midline ventral hernia: surgical technique and preliminary results. Surgical endoscopy, 2020, 34 (4): 1543-1550.

12. YANG P C G, TUNG L M K. Preperitoneal onlay mesh repair for ventral

abdominal wall and incisional hernia：A novel technique. Asian journal of endoscopic surgery，2016，9（4）：344-347.

13. KÖCKERLING F，SIMON T，ADOLF D，et al. Laparoscopic IPOM versus open sublay technique for elective incisional hernia repair：a registry-based，propensity score-matched comparison of 9907 patients. Surgical endoscopy，2019，33（10）：3361-3369.

14. SUGIYAMAG，CHIVUKULAS，CHUNG P J，et al. Robot-assisted transabdominal preperitoneal ventral hernia repair. Journal of the Society of Laparoendoscopic Surgeons，2015，19（4）：e201500092.

如何合理选择及实施组织结构
分离技术和腹横肌松解术

切口疝的现代治疗强调关闭腹壁缺损和补片加强修补，以实现腹壁功能重建。对于缺损宽度在 8 cm 以上的大切口疝和巨大切口疝，直接缝合关闭缺损十分困难，常需采取一些特殊的腹壁重建技术以达到腹壁肌层和筋膜层的关闭，如 CST 和 TAR。这些技术可降低腹壁张力，使腹腔获得更大的空间和容积，达到缺损的关闭，在此基础上再使用补片进行加强修补，可以达到最佳的治疗效果。

1. 组织结构分离技术和腹横肌松解术的发展历史

20 世纪 90 年代 Ramirez 教授等首先提出了 CST 的概念，旨在通过分离腹壁肌肉成分实现正中腹壁缺损修补，重建腹白线。该技术包括两部分：①在腹直肌鞘外侧 2 cm 处纵行切开腹外斜肌腱膜，分离腹外斜肌和腹内斜肌之间的无血管区。②纵行切开腹直肌后鞘并翻转，分离腹直肌和后鞘，从而使腹直肌、腹内斜肌和腹横肌组成的肌筋膜瓣向中线处推移。此后 CST 理念得到广泛应用和发展，产生各种改良衍生术式，如脐周穿支保留 CST（PUPS-CST）等。这些技术方法根据分离层次和腹直肌的关系分为前入路组织结构分离技术（anterior components separation technique，ACST）和 PCST；根据手术方式分为开放 CST 和 ECST。

随着研究的深入，补片放置倾向于从腹腔内转移到腹壁内。对于巨大切口疝来说，仅游离到腹直肌外缘，无法达到补片和腹壁足够的重叠范围，修补不够充分。为了解决这个问题，在 PCST 的基础上进一步向外侧腹壁分离，可进入腹膜外间隙或者腹内斜肌和腹横肌之间平面。

2012 年，Novitsky 提出了 TAR 技术的概念，即在游离腹直肌后鞘的基础上继续向外侧拓展，通过离断腹横肌进入腹膜前间隙进行大范围侧方分离，既保留了腹直肌边缘的血管神经束，最大限度地将腹直肌后鞘及筋膜向中线推移，又创造了放置大张补片的空间。近年来，又出现了腹腔镜 TAR 和机器人 TAR 技术。

2. 各类技术评价

（1）开放 ACST 的评价

经典的 ACST 指的是游离皮瓣至半月线外侧，切开腹外斜肌腱膜，效果不够时加做腹直肌后鞘切开。开放 ACST 的优点在于视野暴露充分，可使肌筋膜瓣获得最大范围的中线推移。理想状态下在上、中、下腹部分别可达到每侧 5 cm、10 cm、3 cm 的推移距离。其缺点在于需游离大范围的皮瓣，可能出现皮瓣缺血、坏死、血清肿、感染等并发症。Cornette 严格挑选了 22 篇 ACST 文献进行分析，平均随访 22 个月，切口并发症发生率为 21.4%，复发率为 11.9%。

（2）PUPS-CST 的评价

经典 CST 手术创建大面积皮瓣后，损伤了脐周深、浅筋膜间的交通血管，容易出现皮瓣坏死。为解决这一问题，创建了穿支保留技术即 PUPS-CST。该方法在肋缘下和腹股沟韧带上这两个水平通过细长拉钩牵拉在腹直肌前鞘表面做一个隧道式皮瓣分离，到达半月线外侧后，纵向在腹外斜肌表面潜行分离出隧道并上下打通，最后离断深面的腹外斜肌。这种方法保留了脐周的穿支血管，减少了开放性创面，获得与经典 CST 同样的手术效果。Cornette 对 5 篇文献进行分析，发现 PUPS-CST 平均切口并发症发生率为 16%，复发率为 6.47%。

（3）ECST 的评价

ECST 是腹腔镜技术在 ACST 技术上的应用，和穿支保留技术一样，可以避免开放 CST 创建大面积皮瓣所导致的皮下积血、积液、感染甚至皮瓣坏死。目前最成熟的技术方法是直接在侧腹壁腹外斜肌和腹内斜肌间建立腔镜操作空间，在近半月线处切开腹外斜肌腱膜。与之前的开放 CST 术式相比，ECST 的创伤小，腹壁的神经和穿支血管保护得更好，因此切口相关并发症显著降低。但是，ECST 的松解程度低于开放 CST，一般仅达到开放手术的 80%，因此 ECST 一般适用于缺损相对小的腹壁疝，作为腔镜 IPOM 修补的辅助技术，其应用并不普遍。

（4）PCST/TAR 的评价

PCST/TAR 技术的优点：①无须游离巨大皮瓣，减少了切口相关并发症；②保留腹直肌血管神经束，保护腹壁肌肉功能；③可以获得较大的组织松解度，降低缺损关闭难度；④可以放置大张补片，降低复发率；⑤补片放置于肌后及腹膜前间隙，减少补片相关并发症的发生。

已有越来越多的证据表明 TAR 技术的安全性和有效性。Novitsky 对其单中心的 428 例 TAR 进行分析，平均随访时间达31.5 个月，切口相关事件发生率为 18.7%，其中手术部位感染发生率为 9.1%，复发率仅为 3.7%，这也是至今单中心报道的最大样本量文献。2019 年 Wegdam 等发表了最新的 TAR 的系统综述，分析了 5 篇关于 TAR 的回顾性研究，共 646 例患者，平均疝面积为 509 cm^2，88% 的病例为中线疝，手术切口相关事件发生率为 15%，2 年复发率为 4%。与之相比的 ACST 的数据来自 2015

年的两篇系统综述，平均疝面积为 300 cm²，手术切口相关事件发生率为 20% ～ 35%，2 年复发率为 13%。从这些数据中可以看出，对于大中线疝，TAR 效果良好，手术部位事件（surgical site occurrences，SSO）和复发率较 ACST 更低。笔者分析认为是 TAR 实现了 Sublay 修补，而 ACST 病例大部分进行 Onlay 修补和腹腔内修补，前者可以放置更大的补片，达到更好的效果。在 TAR 施行中，需注意补片是通过悬吊线保持一定的张力，从而将中线张力分解到补片的其他部位。

(5) 腔镜 TAR 和机器人 TAR 的评价

2016 年，Belyansky 等报道了完全腔镜下 TAR，技术上完全可行，能减少切口相关并发症，但是缝合重建白线很困难，手术时间长，手术费用高，对术者的腹腔镜操作技术有很高的要求。目前更倾向于开展机器人 TAR，以解决腔镜操作中的缝合难点。Novitsky 教授团队介绍了机器人 TAR 的早期经验，并与开放 TAR 进行比较，发现机器人 TAR 虽然手术时间长，但是术中出血量和全身并发症少，住院时间明显缩短。Bittner 的小样本研究也得出相似的结论，短期随访效果良好。从这些新技术目前的开展情况来看，技术本身安全可行，但设备要求高，学习曲线长，难以大范围推广，目前只建议在经验丰富的疝中心开展。

(6) 化学性组织结构分离技术的评价

化学性组织结构分离技术是指用 A 型肉毒杆菌毒素注射

侧腹壁肌群，阻断神经肌肉接头处的乙酰胆碱酯酶受体，使肌肉产生暂时性的弛缓性麻痹，以降低关闭缺损的难度，为后续的腹壁重建创造条件。已有的少量临床研究结果令人鼓舞，可以观察到切口疝的宽度在肉毒杆菌毒素起效后逐渐缩小，腹壁肌肉的张力下降，在术后 2 周甚至更长时间后作用达到高峰，这时进行手术可以轻松实现疝环关闭，为大切口疝的治疗提供了全新的思路。该技术的优点：①降低腹壁张力，并减小疝缺损；②有助于疝囊内容物回纳；③ A 型肉毒杆菌毒素的生理作用时间为 4 ～ 6 个月，有助于筋膜愈合；④减少了术后发生腹腔高压的风险。

近期一项研究表明，在术前采用化学性组织结构分离技术，可在腹腔镜下完全关闭宽度达 12 cm 的缺损。国内王平教授也在巨大的计划性切口疝上应用该技术成功实现了补片加强修补。

总的来看，化学性组织结构分离技术作为一个手术辅助手段，在治疗腹壁切口疝上应用前景十分广阔，但已有的研究均为国外病例报道或者少量病例回顾性研究，其适应证和技术细节等缺乏依据和标准，疗效也有待于进一步研究。

3. CST 和 TAR 的适应证

CST 和 TAR 技术的目的在于实现腹壁缺损的关闭，技术本身就存在巨大创伤，因此不是所有的切口疝都需要进行此类技术，临床上要严格把握适应证，避免技术滥用。从缺损宽径来看，一般 8 cm 以上的大切口疝和巨大切口疝，直接缝合关闭缺损比较困难，需要行 CST 和 TAR 技术。除了疝环大小，患者体型、肥胖程度、腹壁顺应性、疝缺损与周径比例、肌张力大小、关闭之后腹压增加程度都会影响到缺损关闭，也是需要考虑的因素。即使是疝环宽径小于 8 cm 的切口疝，如果疝囊巨大，腹壁顺应性差，回纳疝内容物后也可能无法直接缝合关闭疝环，甚至发生腹腔内高压和腹腔间室综合征。目前尚缺乏围手术期评估腹壁张力的精确量化指标，临床上 CST 和 TAR 的适应证除了疝环宽径以外，更多依赖于外科医师的个人经验与判断。

4. 单纯 CST 治疗巨大切口疝是否可行

CST 仅仅是一种关闭缺损的方法，技术的初衷是为了解决切口疝治疗中可能出现的腹腔内高压和腹腔间室综合征。CST 需要联合不同层次的补片修补技术，才能取得良好的临床效果。单独行 CST 术后仍有很高的复发率，文献报道为 16% ~ 52.6%。因此在巨大切口疝的治疗中，要避免单独行 CST 技术。

5. CST 是否可以解决所有问题

CST 技术的初衷是为了解决切口疝治疗中可能出现的腹腔内高压和腹腔间室综合征，但 CST 不能解决所有的问题。CST

术后仍有可能发生腹腔间室综合征。Krpata 等报道的 56 例经典 CST 和 55 例 TAR 中，各有 5 例并没有关闭疝环。对于巨大的腹壁缺损，术后并发症发生率高达 32%。如果采取了 CST 技术后关闭疝环仍存在较大张力，建议采用桥接修补，以保证患者安全。

6. 如何选择合适的技术

目前主流技术包括 ACST、TAR 和 ECST。从技术发展顺序来看，ACST 技术在临床上应用最早，并发症最多；ECST 技术并发症发生率明显降低，但是效果略差，适应证有限；TAR 则是目前最为热门的技术。从中线推移效果来看，在尸体解剖中，ACST 对于腹直肌鞘的内侧推移效果最好，TAR 效果次之。在临床病例研究中，Krpata 等回顾分析 163 例病例资料，ACST、TAR 和 ECST 三组平均缺损分别为 531 cm^2、472 cm^2 和 341 cm^2。ACST 和 TAR 倾向于缺损较大的疝修补术，而 ECST 适用的缺损则明显较小。从切口疝部位来看，剑突下和耻骨上因肋弓和髂嵴腹股沟疝韧带限制，ACST 效果受限，更适合采取 TAR 技术。从切口疝手术方式来看，如果采取开放手术，可以考虑 CST 或 TAR；如果采取腹腔镜手术，可以考虑 ECST 或 TAR。从切口疝局部情况评估来分析，缺损区域内存在溃疡或窦道、原修补网片外露、皮下有炎性包块的，选择 CST 或 TAR 手术更为合适。巨大切口疝或肥胖患者在做 CST 手术时需要切除部分松弛的皮肤和皮下脂肪，既达到外形美观，也能降低术后手术部位感染率。

总而言之，关闭缺损和补片修补技术是切口疝修补术的两大技术核心。CST 技术在腹壁切口疝上的应用目的是实现缺损的关闭。任何一种技术方式的应用，都需要透彻理解技术操作精髓和把握手术适应证，结合患者个体的不同情况选择适合的手术方案，这样才能减少手术并发症的发生，达到良好的治疗效果。

（蔡小燕）

参考文献

1. 中华医学会外科学分会疝与腹壁外科学组，中国医师协会外科医师分会疝和腹壁外科医师委员会 . 腹壁切口疝诊断和治疗指南（2018 年版）. 中华疝和腹壁外科杂志（电子版），2018，12（4）：241-243.

2. MUYSOMS F E，ANTONIOU S A，BURY K，et al. European Hernia Society guidelines on the closure of abdominal wall incisions. Hernia，2015，19（1）：1-24.

3. RAMIREZ O M，RUAS E，DELLON A L. "Components separation" method for closure of abdominal-wall defects：an anatomic and clinical study. Plast Reconstr Surg，1990，86（3）：519-526.

4. CARBONELL A M，COBB W S，CHEN S M. Posterior components separation during retromuscular hernia repair. Hernia，2008，12（4）：359-362.

5. NOVITSKY Y W, ELLIOTT H L, ORENSTEIN S B, et al. Transversus abdominis muscle release: a novel approach to posterior component separation during complex abdominal wall reconstruction. Am J Surg, 2012, 204 (5): 709-716.

6. CLARKE J M. Incisional hernia repair by fascial component separation: results in 128 cases and evolution of technique. Am J Surg, 2010, 200 (1): 2-8.

7. CORNETTE B, BACQUER D D, BERREVOET F. Component separation technique for giant incisional hernia: a systematic review. Am J Surg, 2018, 215 (4): 719-726.

8. ROSEN M J, WILLIAMS C, JIN J, et al. Laparoscopic versus open-component separation: a comparative analysis in a porcine model. Am J Surg, 2007, 194 (3): 385-389.

9. NG N, WAMPLER M, PALLADINO H, et al. Outcomes of laparoscopic versus open fascial component separation for complex ventral hernia repair. Am Surg, 2015, 81 (7): 714-719.

10. NOVITSKY Y W, FAYEZIZADEH M, MAJUMDER A, et al. Outcomes of posterior component separation with transversus abdominis muscle release and synthetic mesh sublay reinforcement. Ann Surg, 2016, 264 (2): 226-232.

11. WEGDAM J A, THOOLEN J M M, NIENHUIJS S W, et al. Systematic review of transversus abdominis release in complex abdominal wall reconstruction. Hernia, 2019, 23 (1): 5-15.

12. BITTNER J G, ALREFAI S, VY M, et al. Comparative analysis of open and robotic transversus abdominis release for ventral hernia repair. Surg Endosc, 2018,

中国医学临床百家

32（2）：727-734.

13. WINDER J S，BEHAR B J，JUZA R M，et al. Transversus abdominis release for abdominal wall reconstruction：early experience with a novel technique. J Am Coll Surg，2016，223（2）：271-278.

14. PARENT B，HORN D，JACOBSON L，et al. Wound morbidity in minimally invasive anterior component separation compared to transversus abdominis release. Plast Reconstr Surg，2017，139（2）：472-479.

15. SWITZER N J，DYKSTRA M A，GILL R S，et al. Endoscopic versus open component separation：systematic review and meta-analysis. Surg Endosc，2015，29（4）：787-795.

16. HOLIHAN J L，NGUYEN D H，NGUYEN M T，et al. Mesh location in open ventral hernia repair：a systematic review and network meta-analysis. World J Surg，2016，40（1）：89-99.

17. JONES C M，WINDER J S，POTOCHNY J D，et al. Posterior Component separation with transversus abdominis release：technique，utility，and outcomes in complex abdominal wall reconstruction. Plast Reconstr Surg，2016，137（2）：636-646.

18. BELYANSKY L，ZAHIRI H R，PARK A. Laparoscopic transverses abdominis release，a novel minimally invasive approach to complex abdominal wall reconstruction. Surg Innov，2016，23（2）：134-141.

19. MARTIN-DEL-CAMPO L A，WELTZ A S，BELYANSKY I，et al. Comparative analysis of perioperative outcomes of robotic versus open transversus

abdominis release. Surg Endosc，2018，32（2）：840-845.

20. WEISSLER J M，LANNI M A，TECCE M G，et al. Chemical component separation：a systematic review and meta-analysis of botulinum toxin for management of ventral hernia. J Plast Surg Hand Surg，2017，51（5）：366-374.

21. RODRIGUEZ-ACEVEDO O，ELSTNER K E，JACOMBS A S W，et al. Preoperative botulinum toxin A enabling defect closure andlaparoscopic repair of complex ventral hernia. Surg Endosc，2018，32（2）：831-839.

22. 王平，吴浩，黄永刚，等 . 化学性组织结构分离术治疗巨大切口疝一例 . 中华疝和腹壁外科杂志（电子版），2018，12（1）：65-67.

23. 李航宇 . "普通外科著名专家学术沙龙（24）"纪要 . 中国实用外科杂志，2017，37（11）：1308-1311.

24. LIANG M K，HOLIHAN J L，ITANI K，et al. Ventral hernia management：expert consensus guided by systematic review. Ann Surg，2017，265（1）：80-89.

25. OLIVER-ALLEN H S，HUNTER C，LEE G K. Abdominal compartment syndrome as a rare complication following component separationrepair：case report and review of the literature. Hernia，2015，19（2）：293-299.

26. KRPATA D M，BLATNIK J A，NOVITSKY Y W，et al. Posterior and open anterior components separations：a comparative analysis. Am J Surg，2012，203（3）：318-322.

27. ERIKSSON A，ROSENBERG J，BISGAARD T. Surgical treatment for giant incisional hernia：a qualitative systematic review. Hernia，2014，18（1）：31-38.

28. 陈思梦 . 组织结构分离技术进展及其相关并发症 . 中华普通外科学文献

（电子版），2017，11（2）：80-84.

29. LOH C Y Y，NIZAMOGLU M，SHANMUGAKRISHNAN R R，et al. Comparing transversus abdominus release and anterior component separation techniques in reconstructing midline hernias：a cadaveric study. J Plast Reconstr Aesthet Surg，2018，71（10）：1507-1517.

30. ESPINOSA-DE-LOS-MONTEROS A，AVENDANO-PEZA H，GOMEZ-ARCIVE Z，et al. Total abdominal wall reconstruction with component separation，reinforcement，and vertical abdominoplasty in patients with complex ventral hernias. Aesthetic Plast Surg，2016，40（3）：387-394.

31. 王明刚. 切口疝治疗的手术选择与核心策略. 外科理论与实践，2018，23（4）：306-309.

如何评价肉毒杆菌毒素注射技术在切口疝修补中的应用

肉毒杆菌毒素注射技术在临床应用较为广泛，常见的包括斜视、多汗、肌肉疼痛综合征、肛裂、肌张力障碍和痉挛等疾病的治疗，以及在医疗美容中的应用。临床所应用的肉毒杆菌毒素为BTA，其是一种神经毒素，是从A型产气肉毒杆菌中分离纯化获得的。主要作用机制是通过与外周神经系统运动神经元突触前膜受体结合，作用并切割神经细胞中的特异性底物蛋白，阻止乙酰胆碱的释放，阻断胆碱能神经传导的生理功能，引起全身肌肉松弛性麻痹。自2006年开始，有少量文献报道了BTA在腹壁缺损修补和重建中的临床应用。这种利用BTA的药理作用达到与组织结构分离手术技术起到相似效果的操作技术，又称为BTA介导的化学性组织结构分离（chemical component separation，CCS）、化学性组织结构松解或化学性组织结构麻痹。近10余年来，CCS技术逐渐被疝和腹壁外科学

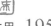

者所认识和接受，成为腹壁切口疝手术治疗中可选的辅助方法之一。

CCS 在腹壁切口疝修补中应用的依据主要体现在以下几方面：①可使肌肉产生弛缓性麻痹，延展腹壁肌肉，而不破坏腹壁肌肉完整性。②增加腹腔容积并使缺损宽度变小。③减少腹壁肌肉的横向张力，为手术关闭缺损和腹壁功能性重建创造有利条件。④减少术后疼痛，起到长效镇痛作用。

CCS 的主要操作步骤包括：①常规检查准备：以除外神经肌肉疾病、肝肾功能异常、出血倾向和感染性疾病等不宜行 BTA 注射的情况。②注射点定位并做体表标记：不同文献报道的选择注射点各有不同，其原则为能够较为均匀地完成所有侧方三层腹壁肌肉的 BTA 注射。③ BTA 药物配制：使用 0.9% 生理盐水溶解配制，使用的 BTA 总剂量一般为 300 ～ 500 U，常用浓度为 2 U/mL。配制后低温保存并在 4 小时内使用。根据患者的体重和腹壁肌肉强度，调整剂量和浓度，均匀分配至各注射点和各肌层。④局部浸润麻醉：用 1% 利多卡因稀释液分别于各注射点局部注射浸润，也可将利多卡因加入 BTA 稀释液，在注射 BTA 的同时行浸润麻醉。⑤ B 超引导定位下穿刺注射：用 B 超定位腹外斜肌、腹内斜肌和腹横肌三层肌肉。穿刺针在 B 超引导下于已定位的注射点穿刺至肌层，并在 B 超监测下完成 BTA 稀释液注射。⑥观察患者不良反应，于 BTA 注射后 2 ～ 4 周行切口疝修补手术。

BTA 注射技术应用后的效果需要通过一定的量化指标来评价。最为常见的方法是手术前后分别对患者在安静状态下行腹部 CT 平扫检查，在同一脊柱水平对侧腹壁肌肉的厚度和长度进行测量，其中侧腹壁肌肉的厚度测量是在接近腋中线的水平，测量腹外斜肌浅层至腹横肌深层的长度。而腹壁肌肉长度的测量方法是在侧腹壁肌肉的深层，测量腰方肌外侧缘至腹直肌内侧缘的长度。多数文献报道术前应用 BTA 注射的切口疝患者，其侧腹壁肌肉的长度有明显增加，厚度明显减少。有部分研究显示其疝缺损面积也有明显减少。最终这些疝缺损都得到了有效关闭，且在随访期内未有疝复发的报道。

术前应用 BTA 注射技术给患者带来的获益可归纳为以下几个方面：①患者腹腔体积会增大而腹腔内的压力降低，并且腹壁肌肉的肌张力也随之降低，从而使疝囊中的内容物能回纳入腹腔，降低术中损伤肠管的风险。② BTA 可以减少侧腹壁肌肉的横向牵引力，并减小疝缺损，当关闭疝缺损时缝合的张力不至于过大，从而降低术后出现切口裂开、腹腔高压、腹腔间室综合征等并发症的风险。③ BTA 的药物作用时间是 6 个月，因此其可以在切口愈合最关键的前 3 个月内降低切口的横向张力，从而减少切口裂开和疝复发的风险。④不增加术后并发症如血清肿、肠瘘、切口裂开、感染的发生风险。在降低术后复发率和减少术后慢性疼痛方面优势明显，多个研究已经证实其随访期内都未有切口疝复发的报道。Smoot 等的研究还发现，有 1 例患者对麻醉类镇痛药物不耐受，当应用 BTA 注射后，术后疼痛评分由 10 分降为 2 分，并且在随访的 3 个月内疼痛一直得到了有效控制。

当然 CCS 技术也存在一定的不足，主要表现为以下几个方面：① BTA 注射后可产生一些局部或全身性不良反应，如局部穿刺部位出血、肝功能损害、腹壁肌肉无力（腹胀、咳嗽和打喷嚏无力）、全身其他肌肉无力（全身疲乏感，严重时出现吞咽和呼吸困难）、过敏反应等。Elstner 等的研究发现，有些患者因腹壁肌肉松弛麻痹而出现腹胀、咳嗽和打喷嚏无力，但这些症状都是暂时的，当 BTA 效应消退后，这些症状也会随之消失。② CCS 可获得的腹壁缺损缩小程度有一定局限性，不同患者个体差异较大，如腹壁缺损缩小程度较小，需在术中结合物理学的 CCS 技术以达到预期手术效果。③ BTA 是高毒性药品，超剂量使用可能导致严重的中毒反应，最大用量应 < 500 U。BTA 多为医院严格管控药品，部分医院临床科室不易获得使用资格。因此，临床使用 CCS 技术应严格把握应用指征。目前较为普遍认可的 CCS 应用适应证包括：①预计缺损关闭难度较大的巨大切口疝、复发性切口疝、计划性切口疝等疑难复杂切口疝，腹壁缺损宽度为 10 ~ 12 cm。②缺损位于前腹壁中央区域。③侧腹壁肌筋膜结构相对完整。

目前关于 BTA 注射技术在疝和腹壁外科中应用的报道仍相对较少，临床研究的样本量总体较少且术后随访时间也较短，循证医学的证据级别仍较低。BTA 在实际操作中的一些规范和标准仍未能达成统一共识，如需要多少浓度和剂量的 BTA 才能达到最理想的临床效果。BTA 注射技术在切口疝中的应用是否具有进一步推广应用价值仍有待进一步的大样本、前瞻性研究和远期的随访结果来证实。

（黄永刚　王　平）

参考文献

1. DEERENBERG E B, TIMMERMANS L, HOGERZEIL D P, et al. A systematic review of the surgical treatment of large incisional hernia. Hernia, 2015, 19 (1)：89-101.

2. NGUYEN V, SHESTAK K C. Separation of anatomic components method of abdominal wall reconstruction--clinical outcome analysis and an update of surgical modifications using the technique. Clin Plast Surg, 2006, 33 (2)：247-257.

3. DRESSLER D. Clinical applications of botulinum toxin. Curr Opin Microbiol, 2012, 15 (3)：325-336.

4. SMOOT D, ZIELINSKI M, JENKINS D, et al. Botox A injection for pain after laparoscopic ventral hernia：a case report. Pain Med, 2011, 12 (7)：1121-1123.

5. ZIELINSKI M D, GOUSSOUS N, SCHILLER H J, et al. Chemical components separation with botulinum toxin A：a novel technique to improve primary fascial closure rates of the open abdomen. Hernia, 2013, 17 (1)：101-107.

6. IBARRA-HURTADO T R, NUÑO-GUZMÁN C M, ECHEAGARAY-HERRERA J E, et al. Use of botulinum toxin type a before abdominal wall hernia reconstruction. World J Surg, 2009, 33（12）：2553-2556.

7. CAKMAK M, CAGLAYAN F, SOMUNCU S, et al. Effect of paralysis of the abdominal wall muscles by botulinum A toxin to intraabdominal pressure：an experimental study. J Pediatr Surg, 2006, 41（4）：821-825.

8. FAROOQUE F, JACOMBS A S, ROUSSOS E, et al. Preoperative abdominal muscle elongation with botulinum toxin A for complex incisional ventral hernia repair. ANZ J Surg, 2016, 86（1/2）：79-83.

9. IBARRA-HURTADO T R, NUÑO-GUZMÁN C M, MIRANDA-DÍAZ A G, et al. Effect of botulinum toxin type A in lateral abdominal wall muscles thickness and length of patients with midline incisional hernia secondary to open abdomen management. Hernia, 2014, 18（5）：647-652.

10. ZENDEJAS B, KHASAWNEH M A, SRVANTSTYAN B, et al. Outcomes of chemical component paralysis using botulinum toxin for incisional hernia repairs. World J Surg, 2013, 37（12）：2830-2837.

11. BUENO-LLEDÓ J, TORREGROSA A, BALLESTER N, et al. Preoperative progressive pneumoperitoneum and botulinum toxin type A in patients with large incisional hernia. Hernia, 2017, 21（2）：233-243.

12. ELSTNER K E, READ J W, RODRIGUEZ-ACEVEDO O, et al. Preoperative progressive pneumoperitoneum complementing chemical component relaxation in complex ventral hernia repair. Surg Endosc, 2017, 31（4）：

1914-1922.

13. ELSTNER K E，JACOMBS A S W，READ J W，et al. Laparoscopic repair of complex ventral hernia facilitated by pre-operative chemical component relaxation using botulinum toxin A. Hernia，2016，20（2）：209-219.

14. 王平，吴浩 . A 型肉毒杆菌毒素用于巨大切口疝修补的辅助治疗 . 外科理论与实践，2018，23（4）：318-320.

15. 王平，吴浩，黄永刚，等 . 化学性组织结构分离术治疗巨大切口疝一例 . 中华疝和腹壁外科杂志（电子版），2018，12（1）：65-67.

16. 王平，吴浩，黄永刚，等 . 肉毒杆菌毒素 A 介导的化学性组织结构分离在腹壁巨大计划性切口疝修补术中的应用 . 中华消化外科杂志，2018，17（11）：1134-1136.

腹直肌分离的外科治疗

腹直肌分离（diastasis recti abdominis，DRA）是指处于腹直肌鞘内的左、右腹直肌因腹白线延展而导致腹部膨出的病理现象，常见于产后妇女。DRA的诊断主要根据腹直肌间距(inter-recti distance，IRD)。目前，正常的IRD定义和何时将其归为DRA存在争议。正常IRD主要有3种分类方式（表2-5～表2-7），但多以IRD大于表2-5中的数据定义DRA。DRA的发病率较高，但报道不尽相同。Sperstad等对300名首次妊娠孕妇进行前瞻性队列研究得出，孕期及产后DRA发病率分别为33.1%（孕21周）、60.0%（产后6周）、45.4%（产后6个月）和32.6%（产后12个月）。除孕产妇外，DRA常发生于有中心性肥胖的中老年男性。此外，Köhler报道，45%的小脐疝和上腹部疝（＜2 cm）中合并DRA，且在31个月的平均随访期后实施缝合修补的患者，复发率高达31.2%，明显高于未合并DRA的患者（8.3%）。DRA的典型表现为腹部膨出，也因此曾被归为腹壁疝，但有完整的中线肌筋膜和无真正的疝囊是其与腹壁疝根本的不同之处。除典型的腹部膨出外,DRA 亦可导致肌肉功能失衡相关的腹壁功能减退(如姿势、躯干稳定性、呼吸、胎儿分娩、躯干弯曲、旋转和侧弯)、慢性腰背痛(因错误的姿势和腹部肌肉无力引起的生物力学问题)、腹疝、盆腔疼痛、大便失禁等。目前 DRA 的治疗,特别是外科手术治疗争议较大,国内外尚无任何指南规范其诊疗。

表 2-5　150 例未产妇不同白线部位正常宽度最大值

位置	宽度(mm)
剑突	15
脐上 3 cm	22
脐下 2 cm	16

表 2-6　肌筋膜畸形的定量分类

畸形分类	临床表现	外科矫正
A(74%)	妊娠继发 DRA	腹直肌前鞘中线折叠
B(16%)	DRA、肌筋膜脐下和外侧松弛	腹直肌前鞘中线折叠、腹外斜肌筋膜折叠
C(8%)	先天性腹直肌横向插入肋缘	从腹直肌后鞘游离腹直肌,推动并使之附着于前鞘
D(2%)	DRA 合并肥胖	腹直肌前鞘折叠、腹外斜肌旋转

注:括号内为患者比例。

表 2-7　尸体研究中不同部位白线正常宽度最大值

单位：mm

位置	< 45 岁	> 45 岁
脐与剑突连线中点	10	15
脐环	27	27
脐与耻骨联合连线中点	9	14

1. 手术方式

DRA 的手术方式因对其本质认识的深入而逐步完善。总体有以下几类：腹壁成形术、白线折叠术和改良疝修补术。

（1）腹壁成形术

大多数轻到重度女性 DRA 患者的前腹壁皮肤和脂肪变得延展和疏松，腹壁成形术可在那些对腹部轮廓有更高要求的患者中实施。简单来说，腹壁成形术即是切除多余皮肤和脂肪组织，使得腹壁形态更好看，但其并没有从本质上解决 DRA。根据腹壁切口的形态，腹壁成形术常见有 3 种术式：低横切口、垂直切口和包括水平和垂直切口的鸢尾式切口。因为腹壁成形术属于整形手术，仅可改善腹壁形态，不能解决 DRA，故即使是早期，对于 DRA 的手术治疗也多采用腹壁成形术 + 白线折叠术。Pechter 等采用精确的体表标记对 35 例女性患者行腹壁成形术，进行 DRA 修复或脐重置。这一方案使得术中能更准确地确定需切除的皮肤和组织，使切口定位更加合理，并能减少缺血性并发症发生的风险。

（2）白线折叠术

白线折叠术是目前外科治疗 DRA 应用最早、最广泛的技术。顾名思义，白线折叠术即是用可吸收或不可吸收缝线将薄弱松弛的腹白线折叠、收紧而使两侧腹直肌向中线靠拢。虽然白线折叠术应用时间较长且应用很广泛，但其疗效却很不可靠。2001年，van Uchelen 报道对 40 例采用可吸收缝线标准白线折叠术的 DRA 患者进行 32 ～ 109 个月（平均 64 个月）的随访，发现40% 的患者仍有 DRA 或出现复发。预后不良的概率如此之高，促进了学者对白线折叠术进一步改良和发展。

这些改良措施主要体现在缝线材料、缝合技术和放置补片上。在缝线材料上，报道中最常见的可吸收单丝和复丝缝线分别是聚乳酸羟基乙酸 910 缝线（polyglactin 910）和聚二噁烷酮缝线（polydioxanone，PDO）。最常见的不可吸收缝线是聚酰胺缝线（polyamide）、聚丙烯缝线（polypropylene）和聚酯纤维缝线（polyester fibre）。此外，倒刺线也时有报道，如可吸收单丝单向PDO。

Gama 等对比 2-0 单丝尼龙缝线与倒刺线连续缝合行腹直肌前鞘折叠，发现倒刺线有 30%（3/10）的复发率，因此倒刺线的使用可靠性尚有待进一步验证。Nahas 对比 2-0 尼龙缝线（不可吸收）和 0-PDO（可吸收），发现在折叠术后 6 个月，DAR 的纠正即可达到和维持。也有学者在不同的研究中报道不可吸收缝线和双股 0-PDS 线行腹直肌前鞘折叠术后，经长期随访没有出现复发。相比可吸收缝线进行折叠术后复发率的不确定性，不可吸收缝线的主要缺点：引起的炎症反应与窦道形成和腹部正中切口的慢性疼痛相关，这可能导致术后产生明显的可触及的结节。究竟可吸收缝线和不可吸收缝线孰优孰劣，尚需更多对照研究来验证，同样需要材料学的进展以开发出更加完美的缝线。

缝合技术主要有水平缝合、垂直缝合、连续缝合、间断缝合、三角形褥式缝合和 Venetian blinds 技术等。Ishida 等对比了水平缝合和垂直缝合，发现垂直缝合中撕裂筋膜所需的力明显较高。因此对于 DRA 患者采用垂直缝合可在不撕裂筋膜的情况下折叠更大腹直肌间距，但应注意缝合不能进入到腹直肌鞘内，否则可能引起腹腔内压增加。Gama 等比较白线折叠术中使用单层连续缝合和双层间断缝合，结果均无复发，但前者所需时间明显缩短（14 分 22 秒 vs. 35 分 22 秒）。Elkhatib 等使用尼龙线连续缝合及 Mestak 等使用可吸收线环形连锁缝合行白线折叠术均未发现 DRA 复发。2001 年，Ferreira 等介绍了一种新式缝合技术进行白线折叠术，能简单、快速且有效地纠正 DRA 和避免上腹部膨隆。Veríssimo 等比较三角褥式缝合与连续缝合，显示前者能更为显著地缩短腱膜长度，故纠正 DRA 疗效更佳。此外，Venetian blinds 技术作为一种腔镜下的折叠技术，可以减少术后血清肿的发生风险。理论上来说，补片的应用与目前腹壁疝修补的理念一致，增强了腹壁强度，可以降低 DRA 复发率，因而被学者专家所接受、认可，但补片本身可能引起的并发症需深入研究以解决。

（3）改良疝修补术

虽然白线折叠术是 DRA 的主流外科治疗方案，但因其自身仍存在诸多难以避免的问题，部分学者尝试其他的方式来纠正 DRA。改良疝修补技术是以腹壁疝修补的理念来纠正 DRA 的外科治疗方法，常用的有 modified Chevrel technique 和 modified Rives-Stoppa repair，即采用不同的方式重建白线。Chevrel technique 和 Rives-Stoppa repair 均是切口疝及白线疝的常用修补术式。

Modified Chevrel technique 需首先切除薄弱的白线，然后自剑突下至脐部在左右腹直肌内侧 1/3 切开腹直肌前鞘，最后左右内侧切开的腹直肌前鞘翻转缝合形成新的白线。Angio 等首次报道 modified Chevrel technique 应用于 DRA 的创新性和合理性，并根据研究结果肯定了其治疗 DRA 的可靠性。在另一项研究中，对 40 例有症状的脐或（和）上腹部疝合并 DRA 的患者实施 ELAR plus 术（endoscopic-assisted linea alba reconstruction plus mesh augmentation），本质为 modified Chevrel technique，30 天随访中无疝或 DRA 复发，有 2 例脐部伤口愈合延迟和 1 例血清肿，另 3 例在运动时有间歇性疼痛，其中 2 例需服止痛药控制。这一术式又被称为腹直肌肌筋膜松解术（rectus abdominis myofascial release），其可减轻白线折叠术和其他白线重建术由于高张力而引起的严重术后疼痛。

改良疝修补技术的另一种常用术式为 modified Rives-Stoppa

repair，即切除薄弱的白线，将腹直肌后鞘重叠缝合，然后缝合关闭腹直肌前鞘。Matei 等回顾分析 44 例采用 modified Rives-Stoppa repair 手术治疗的脐疝合并 DRA 患者，手术安全可靠，无严重并发症，仅 1 例有极小的脐部皮肤坏死。近年来，Carrara 等对 Rives-Stoppa repair 进行了改良，对 14 例白线疝合并 DRA 患者在腔镜下使用线型切割闭合器重建腹直肌前后鞘，并于腹直肌后以补片加强修补，在平均 6 个月的随访后，无复发，亦无严重或轻微并发症出现。结合文献，改良疝修补术在 DRA 的应用多见于 IRD 较大或合并上腹部疝、脐疝或白线疝的患者。

2. 补片

（1）补片放置与否

补片放置已成为疝病治疗的基础，其目的是加强缺损的腹壁。而对于 DRA 患者来说，补片的放置是为了加强折叠或重建腹白线，维持腹壁解剖和功能的完整性。相比于补片置入的深入人心，DRA 治疗仅在腹壁成形术和少量白线折叠术中不放置补片。主要基于以下因素主张不放置补片：首先，腹壁成形术本身即为改善腹部轮廓而非纠正 DRA，故而不需要置入补片以加强腹壁。其次，对于白线折叠术已有不少研究检验其治疗效果，虽对是否放置补片仍有争议，但其对于 IRD 较小、无明显症状病例可以达到纠正 DRA 的效果，且长期随访复发少。最后，异物置入引起的血清肿、感染等补片相关并发症是外科医师不得不考虑的因素，且补片置入会导致医疗费用显著升高。Siddiky 报道了 1 例在腔镜下行白线折叠的 DRA 患者，术后 8 周随访无复发。但极少的样本量和短暂的随访时间使其可信度大打折扣，其是否可作为常规开展仍有疑问。另一项研究纳入 88 例 DRA 患者，采用内镜白线折叠术（16 例加做脂肪抽吸术），术后 3 周、3 个月、6 个月及 66 个月定期随访，平均 38 个月，无 1 例复发。Gama 等报道 30 例实施腹壁折叠术的 DRA 女性患者在 6 个月后出现 3 例复发，但 3 例复发患者白线折叠均使用倒刺线连续缝合，而另外两组均使用 2-0 单丝尼龙线缝合，故而复发是否与未放置补片相关尚不能确定。反观之，大量各种术式 + 补片放置纠正 DRA 的研究均取得令人满意的结果。虽然尚无随机对照研究来验证纠正 DRA 时放置补片的必要性，但众多研究成果及目前对于疝修补术的理论研究和认知显示，补片放置是必要且尤为重要的。

（2）补片位置

补片可以通过肌筋膜前（Onlay）、筋膜前肌后（Sublay）或腹腔内（Underlay、IPOM）等方式置入腹壁的不同位置来加强腹壁强度。虽然，相比 Onlay 修补，Sublay 和 IPOM 修补可使腹腔内压力均匀分布于补片上，更加符合疝修补的帕斯卡原理，但在 DRA 外科治疗中，放置补片最常见的位置是 Sublay，Onlay 和 IPOM 相对较少。

Onlay 补片加强多应用于开放或腔镜腹壁折叠术，其优点是手术操作简单易行，不需要对腹直肌后鞘过多分离。多数 Onlay 补片加强直接置入腹直肌前鞘上方，少数采用将补片固定于缺损部位的桥接修补（如 modified Rives-Stoppa repair 时置于切开翻转的内侧腹直肌前鞘）。Köckerling 等应用 modified Rives-Stoppa repair 治疗脐疝 / 上腹部疝合并 DRA，使用中等重量大网孔聚丙烯补片代替切开翻转的腹直肌前鞘，短期随访无复发。2018 年，一项纳入 48 例腹疝合并 DRA 患者的研究，采用内镜下白线重建，术者根据疝或 DRA 缺损的大小决定是否放置腹直肌前鞘前的补片，平均随访 8 个月，结果 3 例未放置补片，13 例出现血清肿，1 例复发，1 例皮下组织纤维化和 1 例切口感染，但该学者未提及复发病例是否放置补片。虽然 Onlay 修补技术相对简单，且在有限的报道中其复发率仍极低，但可能因其在切口疝及造口旁疝等修补中复发率高于 Sublay 和 Underlay 修补技术，故而其临床应用较少。

Sublay 修补技术是指补片放置于腹直肌后鞘前间隙的修补术，也有学者把腹直肌后鞘与腹膜前间隙补片修补也归入其中。相较于腹壁疝越来越多地应用 Underlay 修补技术，DRA 的外科治疗中仍以 Sublay 修补技术占多数。Sublay 修补技术有开放和内镜两种方式。Cheesborugh 等报道了腹壁成形术 +Sublay 补片修补术治疗 32 例腹壁疝和严重 DRA 患者，平均随访 471 天（60 ～ 2292 天），无疝或 DRA 复发。开放手术创伤大，术后血清肿、切口感染等潜在并发症发生率增高，且巨大手术切口本身增高了切口疝的发生率。因此对于不需要切除多余皮肤及脂肪的中 / 小 DRA，采用小切口或腔镜手术无疑使患者获益更多。Privett 等自疝缺损前方切开 1 ～ 2 cm 小切口，钝锐结合分离出腹膜前间隙，置自粘连补片治疗 173 例中线疝和 DRA（58 例中线疝合并 DRA），共有 2 例复发。这种小切口的开放手术虽然创伤较小，但腹膜前间隙的分离较为困难，且因手术视野较差，可能存在腹膜破损而未察觉，这给后期补片与腹腔内组织粘连引发严重并发症留下了隐患。Carrara 等报道内镜下行白线重建并置腹直肌后补片加强修补治疗 14 例中线疝合并 DRA 患者，随访 6 个月，无疝复发。

与 Underlay 修补技术在原发性腹疝、切口疝与造口旁疝应用日趋增多不同的是，其在 DRA 的应用寥寥无几，这可能与在腔镜下进行白线重建不确切有关。2009 年，Palanivelu 等介绍了全腔镜下采用 Venetian blinds 技术重建白线并置腹膜下补片加强腹壁治疗 18 例 DRA 患者，术后第 1、第 3、第 12 和第 48 个月进行随访，无 1 例复发。另一项对 42 例腹壁疝患者实施倒刺线缝合缺损及腹腔内补片修补的研究有望应用于 DRA 患者。

DRA 外科治疗的补片材料目前无专门的研究，一般使用腹壁疝修补的补片材料直接或裁剪后放置于各个平面，常用的有聚酯补片、聚丙烯补片、聚四氟乙烯 / 膨化聚四氟乙烯补片、复合补片及生物补片等。

3. 开放手术与腔镜下手术

疝修补腔镜手术发展的日益成熟得益于补片材料学的发展和其自身所具备的优点，即①避免了切口自身形成切口疝的潜在因素。②减少了因腹壁巨大创伤所致血清肿、出血及感染等并发症。但在 DRA 的外科治疗中，特别是腹壁膨隆显著且渴望改善腹壁形态的患者，因行腹壁成形术时需切除多余的皮肤和脂肪，多选择开放手术。另外，DRA 本身无腹壁缺损，而是白线薄弱向两侧延伸所致，腹腔内行白线折叠术并不确切，微创手术多采取在腹直肌前鞘前方平面进行。近年来，有学者倾向对 IRD 较小、腹部膨隆不太明显的患者实施腹腔镜手术治疗。

4. DRA 外科治疗的手术指征

虽然 DRA 手术治疗的方式繁多，但到目前为止学界对于 DRA 是否行手术治疗及选择何种术式手术仍存在很大争议。Emanuelsson 等认为 IRD > 3 cm 即可考虑行腹壁修补，而 Brauman 等认为手术与否主要由膨出程度来评估而非分离本身。

笔者结合自身经验及相关文献报道，认为符合下列情况可行手术治疗：① DRA 合并脐和（或）上腹部疝。②保守治疗效果差，经正规康复训练后无效果或远未达到预期效果。③伴有

DRA 相关症状：明显的腹部膨隆、肌肉功能失衡相关的腹壁功能减退、慢性腰背痛、盆腔疼痛等明显不适，且排除其他疾病所致，可考虑手术纠正 DRA。④严重影响美观：由于腹部膨出影响腹壁形态，对于腹部形态有很高要求的患者可考虑。其中前三点可作为 DRA 手术治疗绝对手术指征，而最后一点可作为其相对手术指征。

5. 不足与展望

相比于国外，我国对 DRA 手术治疗的研究处于起步阶段。目前国内外均无指南以供参考，故而 DRA 手术治疗面临诸多问题。

其一，认知不足。DRA 是产后的普遍现象，常不被认为是一种疾病，而是产后常见的生理现象。这种错误的认知造成患者出现 DRA 后不会选择就医治疗。因此，改变普通大众对 DRA 的认知是这一疾病医学科普工作的重点。

其二，没有系统的诊疗方案，主要表现：①保守治疗方案不统一，康复训练的方式、时间没有系统规定，且疗效不确切。②手术治疗指征不健全，没有完善健全的手术指征就不能对需要行手术治疗的患者进行很好的筛选，为术后恢复不佳的病例留下隐患。③处理并发症缺乏经验。DRA 手术治疗本身有许多并发症，如复发、血清肿、血肿、切口感染、皮肤坏死、慢性疼痛等。这些并发症发生后的处理对患者来说和手术同样重要，不恰当地处理并发症，无论对患者还是对术者都是信心的打击，影响 DRA 手术治疗的发展和推广。

因此，现阶段 DRA 治疗需要学习借鉴国外经验来探索适合我国患者特点的方案。要广泛开展 DRA 医学科普，从根本上改变患者及部分医师对其认识。同时严格把控手术指征，并对手术安全性、有效性进行系统的研究。在保证安全性的基础上才能根据不同的患者进行个体化治疗，包括不同术式的选择、腔镜或开放、补片的应用层面等。

总之，国内 DRA 手术治疗的研究非常缺乏，现阶段既需要完成符合我国人群特点的基础研究（如正常 IRD 数值等），也需要在有绝对手术指征的情况下积累手术、并发症处理等经验。

（吴立胜　张俊松）

参考文献

1. BEER G M，SCHUSTER A，SEIFERT B，et al. The normal width of the linea alba in nulliparous women. Clin Anat，2009，22（6）：706-711.

2. NAHAS F X. An aesthetic classification of the abdomen based on the myoaponeurotic layer. Plast Reconstr Surg，2001，108（6）：1787-1797.

3. RATH A M，ATTALI P，DUMAS J L，et al. The abdominal linea alba：an anatomo-radiologic and biomechanical study. Surg Radiol Anat，1996，18（4）：281-288.

中
国
医
学
临
床
百
家

4. SPERSTAD J B, TENNFJORD M K, HILDE G, et al. Diastasis recti abdominis during pregnancy and 12 months after childbirth: prevalence, risk factors and report of lumbopelvic pain. Br J Sports Med, 2016, 50 (17): 1092-1096.

5. KÖCKERLING F, BOTSINIS M D, ROHDE C, et al. Endoscopic-assisted linea alba reconstruction plus mesh augmentation for treatment of umbilical and/or epigastric hernias and rectus abdominis diastasis - Early results. Front Surg, 2016, 3: 27.

6. KÖHLER G, LUKETINA R R, EMMANUEL K. Sutured repair of primary small umbilical and epigastric hernias: concomitant rectus diastasis is a significant risk factor for recurrence. World J Surg, 2015, 39 (1): 121-126.

7. LEE D G, LEE L J, MCLAUGHLIN L. Stability, continence and breathing: the role of fascia following pregnancy and delivery. J Bodyw Mov Ther, 2008, 12 (4): 333-348.

8. BENJAMIN D R, FRAWLEY H C, SHIELDS N, et al. Relationship between diastasis of the rectus abdominis muscle (DRAM) and musculoskeletal dysfunctions, pain and quality of life: a systematic review. Physiotherapy, 2019, 105 (1): 24-34.

9. CHEESBOROUGH J E, DUMANIAN G A. Simultaneous prosthetic mesh abdominal wall reconstruction with abdominoplasty for ventral hernia and severe rectus diastasis repairs. Plast Reconstr Surg, 2015, 135 (1): 268-276.

10. PECHTER E A. Instant identification of redundant tissue in abdominoplasty with a marking grid. Aesthet Surg J, 2010, 30 (4): 571-578.

11. VAN UCHELEN J H, KON M, WERKER P M. The long-term durability of plication of the anterior rectus sheath assessed by ultrasonography. Plast Reconstr Surg,

2001, 107（6）：1578-1584.

12. GAMA L J M, BARBOSA M V J, CZAPKOWSKI A, et al. Single-layer plication for repair of diastasis recti：The most rapid and efficient technique. Aesthet Surg J, 2017, 37（6）：698-705.

13. NAHAS F X, AUGUSTO S M, GHELFOND C. Nylon versus polydioxanone in the correction of rectus diastasis. Plast Reconstr Surg, 2001, 107（3）：700-706.

14. TADIPARTHI S, SHOKROLLAHI K, DOYLE G S, et al. Rectus sheath plication in abdominoplasty：assessment of its longevity and a review of the literature. J Plast Reconstr Aesthet Surg, 2012, 65（3）：328-332.

15. CHALYA P L, MASSINDE A N, KIHUNRWA A, et al. Abdominal fascia closure following elective midline laparotomy：a surgical experience at a tertiary care hospital in Tanzania. BMC Res Notes, 2015, 8：281.

16. ISHIDA L H, GEMPERLI R, LONGO M V L, et al. Analysis of the strength of the abdominal fascia in different sutures used in abdominoplasties. Aesthetic Plast Surg, 2011, 35（4）：435-438.

17. ELKHATIB H, BUDDHAVARAPU S R, HENNA H, et al. Abdominal musculoaponeuretic system：magnetic resonance imaging evaluation before and after vertical plication of rectus muscle diastasis in conjunction with lipoabdominoplasty. Plast Reconstr Surg, 2011, 128（6）：733e-740e.

18. FERREIRA L M, CASTILHO H T, HOCHBERG J, et al. Triangular mattress suture in abdominal diastasis to prevent epigastric bulging. Ann Plast Surg, 2001, 46（2）：130-134.

19. VERÍSSIMO P, NAHAS F X, BARBOSA M V J, et al. Is it possible to repair diastasis recti and shorten the aponeurosis at the same time? Aesthetic Plast Surg, 2014, 38 (2): 379-386.

20. PALANIVELU C, RANGARAJAN M, JATEGAONKAR P A, et al. Laparoscopic repair of diastasis recti using the 'Venetian blinds' technique of plication with prosthetic reinforcement: a retrospective study. Hernia, 2009, 13 (3): 287-292.

21. ANGIÒ L G, PIAZZESE E, PACILÈ V, et al. The surgical treatment of the diastasis recti abdominis: an original technique of prosthesis repair of the abdominal wall. G Chir, 2007, 28 (5): 187-198.

22. MATEI O A, RUNKEL N. A novel technique of midline mesh repair for umbilical hernia associated with diastasis recti. Surg Technol Int, 2014, 24: 183-187.

23. CARRARA A, LAURO E, FABRIS L, et al. Endo-laparoscopic reconstruction of the abdominal wall midline with linear stapler, the THT technique. Early results of the first case series. Ann Med Surg (Lond), 2018, 38: 1-7.

24. SIDDIKY A H, KAPADIA C R. Laparoscopic plication of the linea alba as a repair for diastasis recti - a mesh free approach. J Surg Case Rep, 2010, 2010 (5): 3.

25. CHANG C J. Assessment of videoendoscopy-assisted abdominoplasty for diastasis recti patients. Biomed J, 2013, 36 (5): 252-256.

26. EMANUELSSON P, GUNNARSSON U, DAHLSTRAND U, et al. Operative correction of abdominal rectus diastasis (ARD) reduces pain and improves abdominal wall muscle strength: a randomized, prospective trial comparing

retromuscular mesh repair to double-row, self-retaining sutures. Surgery, 2016, 160(5): 1367-1375.

27. KÖCKERLING F, BOTSINIS M D, ROHDE C, et al. Endoscopic-assisted linea alba reconstruction: new technique for treatment of symptomatic umbilical, trocar, and/or epigastric hernias with concomitant rectus abdominis diastasis. Eur Surg, 2017, 49 (2): 71-75.

28. BARCHI L C, FRANCISS M Y, ZILBERSTEIN B. Subcutaneous videosurgery for abdominal wall defects: a prospective observational study. J Laparoendosc Adv Surg Tech A, 2019, 29 (4): 523-530.

29. CLAUS C M P, MALCHER F, CAVAZZOLA L T, et al. Subcutaneous onlay laparoscopic approach (SCOLA) for ventral hernia and rectus abdominis diastasis repair: technical description and initial results. Arq Bras Cir Dig, 2018, 31 (4): e1399.

30. HANSSON B M E, SLATER N J, VAN DER VELDEN A S, et al. Surgical techniques for parastomal hernia repair: a systematic review of the literature. Ann Surg, 2012, 255 (4): 685-695.

31. 唐建雄. 腹壁巨大切口疝手术方法的选择. 腹部外科, 2009, 22 (3): 133-134.

32. PRIVETT B J, GHUSN M. Proposed technique for open repair of a small umbilical hernia and rectus divarication with self-gripping mesh. Hernia, 2016, 20 (4): 527-530.

33. WIESSNER R, VORWERK T, TOLLA-JENSEN C, et al. Continuous laparoscopic closure of the linea alba with barbed sutures combined with laparoscopic

mesh implantation（IPOM Plus Repair）as a new technique for treatment of abdominal hernias. Front Surg，2017，4：62.

34. BRAUMAN D. Diastasis recti：Clinical anatomy. Plast Reconstr Surg，2008，122（5）：1564-1569.

35. KLEIN F，OSPINA C，RUDOLPH B，et al. Formation of a chronic pain syndrome due to mesh shrinkage after laparoscopic intraperitoneal onlay mesh（IPOM）. Surg Laparosc Endosc Percutan Tech，2012，22（5）：e288-e290.

36. MOMMERS E H H，PONTEN J E H，OMAR A K A，et al. The general surgeon's perspective of rectus diastasis. A systematic review of treatment options. Surg Endosc，2017，31（12）：4934-4949.

腹腔镜下切口疝腹膜外修补术的客观评价

切口疝修补术是外科常见的手术之一，腹部手术两年后切口疝发生率为 13%。单纯缝合方法切口疝修补术后有较高的复发率，因而目前在切口疝治疗中多采用补片加强修补术。在进行切口疝修补术时，根据补片所在腹壁层次的不同有多种方法，目前最常用的手术方式是腹腔镜疝修补术（IPOM）和开放腹膜前间隙（Sublay）手术。

1. 开放 Sublay 修补术与腹腔镜疝修补术的优缺点

开放 Sublay 修补术与 IPOM 是切口疝常用的两种手术方式，各有优缺点。Sublay 修补术最早于 1995 年由 Rives & Stoppa 提出，其将补片放于肌后间隙和腹膜外间隙。此间隙相对容易分离，不会引起血管和神经的损伤，并且避免了补片与内脏肠管等直接接触，避免了粘连的发生，复发率低。梅奥诊所的一项研究包括

254 例复杂腹壁疝患者，采用开放 Sublay 修补术，进行了 13 年回顾性随访（中位随访时间为 5 年），结果显示总体复发率约为5%。该手术方式的缺点是手术切口大，不够微创。

腹腔镜 IPOM 术与开放切口疝修补术相比，并发症发生率低，复发率也低，甚至可以达 2% ～ 3%，并且患者住院时间缩短，恢复正常活动和工作的时间也相对缩短。但是，IPOM 术后一个突出的问题是术后疼痛，早期疼痛的程度和比例明显高于其他的微创手术。术后疼痛虽然多数是自限性的，但是仍然有大约四分之一的患者术后疼痛会持续两周以上，有些患者会发展为慢性疼痛。另一个突出问题是，IPOM 手术的补片放置在腹腔内，直接与肠管接触，并且需要组织隔离补片。Köckerling 等的一项包括 9907 例患者（其中包括 4110 例行腹腔镜 IPOM 手术、5797例行开放 Sublay 手术）的研究表明，腹腔镜 IPOM 手术患者的外科并发症和总体并发症发生率低，但是在腹腔内并发症方面，开放 Sublay 手术优于腹腔镜 IPOM 手术。

2. 切口疝术后疼痛的原因

切口疝患者对治疗不满意的原因主要是切口疝的复发及术后疼痛。切口疝术后慢性疼痛的发生率为 20% ～ 27%。切口疝术后疼痛一般与术中补片的固定有关。IPOM 固定方式通常为钉枪固定，或者贯穿腹壁的缝线固定，或者两者结合的固定方式。一项研究比较了 3 种常用的固定方式，包括可吸收钉枪固定、两圈钛钉钉枪固定和不可吸收缝线固定，随访时间分别为术后 2 周、术后 6 周和术后 3 个月，结果表明 3 种固定方式的术后疼痛没有明显差异。因而该学者认为，在腹腔镜切口疝修补术中，钉枪和缝线固定都会导致疼痛，减轻疼痛的新固定方法值得探索。

3. 腹腔镜下切口疝腹膜外手术的优势与不足

近年来关于腹腔镜腹膜外切口疝修补术的报道日渐增多，这些方法或者采用完全腹腔镜术式，或者采用小切口的腹腔辅助术式，将补片放置在腹膜外或者腹直肌后鞘浅层。该方法的优势是切口小，避免了常规的大切口，减少了术后的切口并发症。同时将补片放在腹腔以外，避免了补片与肠管的直接接触，减少或者避免了补片的固定，减少了术后急性和慢性疼痛的发生，患者住院时间短。但是腹腔镜切口疝腹膜外手术属于新手术方式，虽然手术方式多样，但是与传统开放手术和腹腔镜 IPOM 手术相比，手术时间增加，手术难度加大，对技术要求较高。但是随着手术例数增加和经验积累，手术时间有望缩短，手术难度也有望降低。

4. 腹腔镜下切口疝腹膜外修补术的方法

该手术有多种方法，但是总的原则是通过小切口或者腹腔镜辅助，将补片放置在肌后或者腹膜前间隙，完成腹壁疝／切口疝的修补术。

（1）MILOS 手术

微或小切口行开放 Sublay 修补术（mini or less open Sublay operation，MILOS）手术是指内镜辅助的小切口（2 ～ 8 cm）Sublay 手术方式。最早在 2015 年 Reinpold 报道了该方法，然后 2018 年报道了采用 MILOS 技术超过 600 例的多中心研究。手术采用经疝囊小切口的入路，但是手术中需要特殊研制的手术器械，包括带有光源的腹腔镜手术操作器械和特制的拉钩等。MILOS 的手术过程：游离疝囊，解剖粘连，术中需要切开腹直肌后鞘，扩大腹直肌后间隙，关闭腹膜缺损，放置补片。手术过程中也可以进行腹腔镜的腹膜外手术。大多数情况下，补片是不需要额外固定的，某些特殊部位的疝则需要固定。Reinpold 等应用这种方法报道了 615 例切口疝患者，并与 IPOM 进行比较，结果表明 MILOS 术后外科相关并发症发生率低于 IPOM（$P <$ 0.001），一般并发症发生率也低于 IPOM（$P < 0.004$），复发率也低（$P < 0.001$），且术后慢性疼痛发生率也明显低于 IPOM（$P < 0.001$）。

（2）eMILOS 手术

2017 年，Bittner 等报道了改良的 eMILOS 手术（modified endoscopic MILOS），相当于反向 TEP 手术方式（reverse TEP，re-TEP），采用耻骨上可视性穿刺器与 MILOS 结合。Bittner 等报道了 25 例腹壁疝患者采用 eMILOS 手术修补，其中包括脐疝、上腹部正中切口疝，以及腹直肌分离症。该手术的理想适应证包括原发性、继发性腹壁疝伴有腹直肌分离症。eMILOS 手术与 MILOS 手术不同，并不需要特殊的手术器械。术者站在患者两腿之间，手术的前面步骤与 MILOS 相同，也是在疝囊上做小切口，直径 3 ～ 6 cm，游离疝囊，暴露腹直肌及后鞘，其中腔镜步骤从切开两侧的腹直肌后鞘开始，从后鞘后方进入腹膜前间隙，手术中借助自制的气囊装置，然后在耻骨上方置入 12 mm 的镜头穿刺器，开始反向的 TEP 手术，间隙分离好后，在肌后间隙放置一张大的聚丙烯补片。与 MILOS 时的单孔手术相比，多个穿刺器费用也低。结果表明，平均切口长度为 5.2 cm，平均手术时间为 157 分钟，最后 5 例患者为 122 分钟，平均住院时间为 3.2 天。患者在爬楼情况下的视觉模拟评分法（visual analogue scale，VAS）疼痛评分为 2.7 分。

（3）eTEP

2017 年，Belyansky 等报道了多中心 eTEP 临床研究，通过完全腔镜方法，进行了肌后腹膜前修补术。该研究回顾了 4 个国家 5 个中心的数据，包含 79 例腹壁疝患者，平均手术时间为 219 分钟，平均住院时间为 1.8 天，随访时间为（332 ± 122）天，没有患者复发。Colavita 等报道采用同样的方法进行切口疝修补术，结果显示 57% 的患者术前有明显疼痛，术后 4 周 56% 的患者仍然有明显症状，随访半年后的结果表明，有明显症状的患者比例降低到 25%。eTEP 术后疼痛轻，这归因于其将补片放在肌后间隙，不必应用贯穿缝合和钉枪固定。Belyansky 等发表文章报道了采用机器人技术进行 eTEP 手术的结果，并前瞻性地统计了 37 例疝患者，包括腹壁疝、切口疝、腰疝、造口疝。患者手术方式均为 eTEP，并且根据情况选择性应用了腹横肌分离技术，平均手术时间为 198 分钟，平均住院时间仅为 0.7 天，术中没有并发症发生。2 例患者发生血清肿，经穿刺治愈。

5. TAPP 途径腹膜外修补术

也有学者采用经腹腔途径的腹膜外修补术，但是这种方法有一定的局限性。这些局限性包括：①腹腔内操作，增加肠管损伤风险；②技术上难度增加；③需要线性切割器，增加费用；④应用钉枪，增加疼痛风险；⑤补片大小受限，增加术后的复发率。

6. 我们的腹腔镜切口疝腹膜外修补术体会

我们近期也开展了应用腹腔镜腹壁疝的腹膜外修补术治疗切口疝、脐疝和腰疝等，术式包括 MILOS、eMILOS、eTEP 等。初期结果表明，患者术后疼痛轻微，不限制活动，术后一般 1～3 天可以出院，没有切口并发症，长期临床效果尚待观察。

图 2-16～图 2-18 为脐疝手术插图，以显示该方法补片的位置和术中、术后外观。

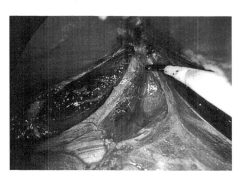

图 2-16　腹腔镜脐疝腹膜外修补术（eMILOS）回纳脐疝疝囊后（彩图见彩插 5）

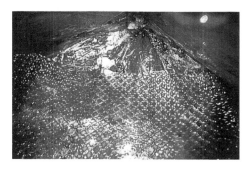

图 2-17　腹腔镜脐疝腹膜外修补术（eMILOS）放置补片（彩图见彩插 6）

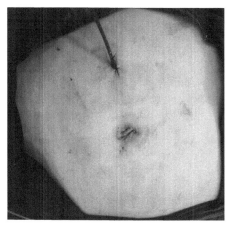

图 2-18　腹腔镜脐疝腹膜外修补术（eMILOS）后腹壁切口外观（彩图见彩插 7）

（李俊生）

参考文献

1. KÖCKERLING F，SIMON T，ADOLF D，et al. Laparoscopic IPOM versus open sublay technique for elective incisional hernia repair：a registry-based, propensity score-matched comparison of 9907 patients. Surg Endosc，2019，33（10）：3361-3369.

2. BELYANSKY I，DAES J，RADU V G，et al. A novel approach using the enhanced-view totally extraperitoneal（eTEP）technique for laparoscopic retromuscular hernia repair. Surg Endosc，2018，32（3）：1525-1532.

3. REINPOLD W，SCHRÖDER M，BERGER C，et al. Mini-or less-open sublay operation（MILOS）：a new minimally invasive technique for the extraperitoneal mesh repair of incisional hernias. Ann Surg，2019，269（4）：748-755.

4. BELYANSKY I，ZAHIRI H R，SANFORD Z，et al. Early operative outcomes of endoscopic（eTEP access）robotic-assisted retromuscular abdominal wall hernia repair. Hernia，2018，22（5）：837-847.

5. SCHWARZ J，REINPOLD W，BITTNER R. Endoscopic mini/less open sublay technique（eMILOS）— a new technique for ventral hernia repair. Langenbecks Arch Surg，2017，402（1）：173-180.

6. CHALABI H A，LARKIN J，MEHIGAN B，et al. A systematic review of laparoscopic versus open abdominal incisional hernia repair，with meta-analysis of randomized controlled trials. Int J Surg，2015，20：65-74.

7. AWAIZ A，RAHMAN F，HOSSAIN M B，et al. Meta-analysis and systematic review of laparoscopic versus open mesh repair for elective incisional hernia. Hernia,

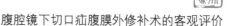

2015, 19 (3)：449-463.

8. BITTNER R, BINGENER-CASEY J, DIETZ U, et al. Guidelines for laparoscopic treatment of ventral and incisional abdominal wall hernias (International Endohernia Society (IEHS) -part 1. Surg Endosc, 2014, 28 (1)：2-29.

9. BITTNER R, BINGENER-CASEY J, DIETZ U, et al. Guidelines for laparoscopic treatment of ventral and incisional abdominal wall hernias (International Endohernia Society [IEHS]) -Part III. Surg Endosc, 2014, 28 (2)：380-404.

10. ROGMARK P, MONTGOMERY A. Long-term follow-up of retromuscular incisional hernia repairs：recurrence and quality of life：Reply. World J Surg, 2018, 42 (8)：2684-2685.

11. GIURGIUS M, BENDURE L, DAVENPORT D L, et al. The endoscopic component separation technique for hernia repair results in reduced morbidity compared to the open component separation technique. Hernia, 2012, 16 (1)：47-51.

12. COLAVITA P D, TSIRLINE V B, BELYANSKY I, et al. Prospective, long-term comparison of quality of life in laparoscopic versus open ventral hernia repair. Ann Surg, 2012, 256 (5)：714-722.

13. 李俊生，邵翔宇，程韬，等. 腹壁疝治疗进展及 eTEP 技术的临床应用, 腹腔镜外科杂志，2018, 23 (10)：725-728.

杂交手术在巨大复杂切口疝修补方式中的地位

　　腹壁切口疝是腹部手术入路的并发症，发生率为2%～11%，切口感染时发生率高达23%以上，而手术治疗是切口疝唯一的治愈手段。腹壁切口疝修补术的目标是关闭腹壁缺损、重建腹壁结构、恢复腹壁生理功能。LeBlanc和Both创建的腹腔镜切口疝修补术具有出血少、疼痛轻、感染率低等优点，尤其适用于中小型切口疝，可完成缺损关闭和有效修补，充分体现了腔镜的微创优势。但对于巨大切口疝，在缺损关闭、补片置入和固定操作上难度相对较大，倡导的杂交技术将腹腔镜技术与开放技术有机结合，充分发挥各自的优势，可提高手术效率和安全性，为一些较大、较复杂的腹壁切口疝提供了更为可靠和安全的手术方式，在巨大复杂切口疝修补中处于不可或缺的地位。

1. 杂交手术的适用对象

①切口疝补片修补术后复发需再次修补者；②原切口感染或腹腔内感染等所致腹腔内粘连致密，术中易出现肠管损伤者；③巨大切口疝，疝被盖仅为皮肤，需要做腹壁整形者；④嵌顿疝，可能需要做肠管切除和消化道重建者；⑤基础疾病较重无法耐受长时间气腹手术者；⑥腹壁功能不全，第二腹腔巨大，需要主动减容者。

2. 杂交手术时应关注的问题

开放与腔镜的先后顺序问题：一般情况下可先行腔镜操作，然后行开放操作，最后再行腔镜操作。如患者既往有肠瘘、腹腔感染等病史或为复发切口疝，术前影像学提示腹腔内粘连严重则宜先行开放手术分离粘连、还纳疝内容物、关闭缺损，再选择腔镜操作展平、固定补片。

腹腔镜探查可以发现隐匿性的缺损，第 1 个观察孔要远离切口及疝的部位。对于既往腹腔内炎症广泛、估计粘连较重者，推荐采用可视戳卡或者开放置戳卡的方式，以减少不必要的损伤。

分离粘连方面，疏松的膜状粘连可在腔镜下采用电钩分离，复杂粘连采用超声刀分离可减少出血及热损伤。分离时应注意紧贴腹壁，如果遇到较重粘连时，不必强求腔镜下粘连的完全游离，以免造成不必要的损伤。此时采用开放手术在手指触觉的引导下分离粘连，可降低肠管损伤的机会，尤其是分离一些毗邻重要组织或结构（如十二指肠等）的粘连。

巨大切口疝往往存在严重切口瘢痕、色素沉着甚至局部皮肤破损现象，开放手术可切除过多的皮肤和瘢痕，达到改善局部外观、增加美容的效果，同时可切除皮下多余疝囊及周围的增生瘢痕组织，减少血清肿的发生，降低感染的发生率。开放手术使缺损得到确切闭合，再通过腔镜 IPOM 手术，可以方便地铺平补片完成固定。

置入补片：补片可经开放切口或戳卡置入，中心点做贯穿腹壁的固定，根据缺损的特点，可以综合使用固定钉、贯穿、缝合等方式将补片完善、平整地固定于腹壁。另外，由于疝环关闭后，用较小的补片即可完成修补，固定补片的钉数量相对减少，一方面可节省费用，另一方面可减少出血、慢性疼痛及感染的风险。开放条件下补片覆盖的特殊部位如"危险三角""疼痛三角"可采用缝合方式完成补片固定，操作更加便捷、安全。

总之，杂交手术是腹壁切口疝治疗发展到一定阶段的综合技术，腔镜和开放技术结合的目的是尽可能简化手术操作，减少手术时间，增加手术安全性。合理地运用杂交技术对巨大复杂切口疝的治疗可以达到事半功倍的效果。

（任　峰　周建平）

参考文献

1. LEBLANC K A，BOOTH W V. Laparoscopic repair of incisional abdominal hernias using expanded polytetrafluoroethylene：preliminary findings. Surg Laparosc Endosc，1993，3（1）：39-41.

2. BITTNER R，BINGENER-CASEY J，DIETZ U，et al. Guidelines for laparoscopic treatment of ventral and incisional abdominal wall hernias（International Endohernia Society（IEHS）—part 1. Surg Endosc，2014，28（1）：2-29.

3. BITTNER R，BINGENER-CASEY J，DIETZ U，et al. Guidelines for laparoscopic treatment of ventral and incisional abdominal wall hernias（International Endohernia Society [IEHS]）—Part 2. Surg Endosc，2014，28（2）：353-379.

4. 赵凤林，朱熠林，王宝山，等. 杂交技术治疗巨大切口疝. 中华疝和腹壁外科杂志（电子版），2015，9（3）：37-39.

5. 康杰，孙滨，邓先兆，等. 应用杂交技术修补切口疝临床疗效分析（附58例报告）. 中华疝和腹壁外科杂志（电子版），2016，10（4）：248-251.

6. 陈双，王亮，江志鹏. 应用杂交技术修补腹壁巨大切口疝. 中华疝和腹壁外科杂志（电子版），2012，6（2）：1-2.

7. 唐黎明，王国华，黄洪亮，等. 切口疝的杂交修补技术. 中华疝和腹壁外科杂志（电子版），2014，8（4）：4-6.

8. 朱熠林，陈杰，申英末，等. 杂交技术治疗巨大腹壁切口疝临床疗效分析. 中国实用外科杂志，2014，34（5）：432-434.

9. 陈革，孟云潇，李绍杰，等. 腹腔镜与杂交技术治疗腹壁切口疝70例分析. 中华普通外科杂志，2017，32（12）：997-999.

中国医学临床百家

10. SOLIANI G, TROIA A D, PORTINARI M, et al. Laparoscopic versus open incisional hernia repair: a retrospective cohort study with costs analysis on 269 patients. Hernia, 2017, 21 (4): 609-618.

11. BITTNER J G, EL-HAYEK K, STRONG A T, et al. First human use of hybrid synthetic/biologic mesh in ventral hernia repair: a multicenter trial. Surg Endosc, 2018, 32 (3): 1123-1130.

12. 中华医学会外科学分会疝与腹壁外科学组，中国医师协会外科医师分会疝和腹壁外科医师委员会. 腹壁切口疝诊断和治疗指南（2018 年版）. 中华疝和腹壁外科杂志（电子版），2018，12（4）：241-243.

13. AHONEN-SIIRTOLA M, NEVALA T, VIRONEN J, et al. Laparoscopic versus hybrid approach for treatment of incisional ventral hernia: a prospective randomized multicenter study of 1-month follow-up results. Hernia, 2018, 22 (6): 1015-1022.

14. AHONEN-SIIRTOLA M, NEVALA T, VIRONEN J, et al. Laparoscopic versus hybrid approach for treatment of incisional ventral hernia: a prospective randomised multicentre study, 1-year results. Surg Endosc, 2020, 34 (1): 88-95.

15. 汤睿，吴卫东，周太成. 腹外疝手术学. 北京：科学出版社，2019.

16. LI J. Comment to: Laparoscopic versus hybrid approach for treatment of incisional ventral hernia: a prospective randomized multicenter study of 1-month follow-up results. Hernia, 2019, 23 (1): 181.

腹壁切口疝远期复发的危险因素分析

腹壁切口疝是外科手术后的常见并发症，发生率为 5% ～ 10%。切口疝不仅给患者带来痛苦和生活不便，也消耗了大量的医疗资源和社会劳动力。切口疝的外科处理已经从单纯缝合修补发展到现今的应用补片的无张力修补。虽然修补术后的切口疝复发率也从 50% 下降到 10% 以下，但仍未达到非常满意的治疗效果。现将切口疝的复发因素分析如下。

1. 患者因素

高龄、肥胖、吸烟、糖尿病、合并导致腹压增高的疾病如慢性阻塞性肺疾病、哮喘、前列腺肥大、肝硬化腹水等、合并需长期服用非甾体类消炎药或激素的疾病等，都可能会导致切口疝修补术后的复发。

高龄患者腹壁肌筋膜薄弱，对高腹压的抵抗力降低，如果再合并有导致腹压增高的疾病，很可能会导致腹壁切口疝修补术后复发。肥胖患者的皮下脂肪沉积严重，导致术后腹壁切口容易发生脂肪液化及感染，严重者需要二次手术清创甚至取出补片，从而导致切口疝复发。同时肥胖患者的腹腔内脂肪含量大，腹腔容积小，腹压升高，也会诱导切口疝术后复发。很多研究都已经证实肥胖是切口疝修补术后复发的独立危险因素，其危险性已超过长期服用非甾体类消炎药物，对于此类患者必须使用补片修补而不推荐单纯缝合修补。

吸烟更是切口疝术后复发的明显危险因素，可导致患者胶原纤维变性、罹患慢性肺病，从而使腹压增高，导致切口疝的复发率升高为不吸烟者的 4 倍。

而糖尿病和结缔组织病患者组织愈合能力差，且高血糖和长期服用激素容易合并切口和补片感染，从而导致切口疝修补术后复发。

2. 医源性因素

（1）修补方式

切口疝的修补方式已从缝合修补发展到补片修补，既往缝合修补切口疝的术后复发率为 30% ～ 55%。有很多学者建议彻底放弃缝合修补，但也有学者认为对于直径在 5 cm 以下的小切口疝，缝合修补也是一个不错的选择，其复发率和应用补片修补相当。笔者在临床实践中体会，如果原切口疝的诱发因素仍持续存在至今，如肥胖、糖尿病、口服激素等，则应采取补片进行修补；如果原切口疝的诱发因素已消失，如切口感染或原围手术期剧烈咳嗽导致的切口疝，且切口疝的最大直径在 5 cm 以下，则可以考虑实施缝合修补。缝合修补过程中应注意采用单股不可吸收线整块宽边缝合肌筋膜，缝线切口比 > 4，同时仔细清创，取出上次手术的不可吸收线头。

补片的应用使切口疝的术后复发率降低到 10% 以下，但也有学者报道可高达 20%，这些差异很大的复发率可能与补片放置的位置有关。根据补片放置的位置可分为 Onlay、Inlay、Sublay 和 IPOM 四种修补方式。Inlay 修补因为复发率高达 40% 以上目前已被弃用，而 Onlay、Sublay 和 IPOM 这三种修补方法则相差不多，目前也没有具有说服力的 RCT 研究来证明孰优孰劣。笔者认为修补方式的选择需要根据患者的具体情况进行，如对于污染创面，由于发生感染的可能性大，通常建议采用单层聚丙烯补片进行 Sublay 修补，原因在于自身的巨噬细胞可以进入补片的网孔内吞噬细菌，发挥抗感染作用，且补片置于肌后，位置较深，切口裂开后补片也不至于外露。而 IPOM 的修补方式由于需采用抗感染能力的复合补片而不适合用于污染创面。Onlay 的修补方式则由于补片放置位置浅，伤口裂开后容易导致补片外露。

（2）材料选择

根据患者的具体情况选择补片永远是第一原则，否则会导致切口疝修补术后复发。如前文提到污染甚至感染情况下的切口疝修补，由于补片感染直接会导致修补失败，故需要选择具有耐受感染能力的修补材料，那么首先选择的是应用大网孔的轻质聚丙烯补片（25 g/m²）行 Sublay 修补。也有报道认为重质聚丙烯补片与轻质补片的术后复发率相当，但重质补片会引起异物感从而使患者的术后舒适度下降。如果污染或感染创面合并有腹膜的较大缺损，则需要使用具有一定耐受感染能力的复合补片，如强生公司的 Proceed 补片。其成分中的聚对二氧环己酮和氧化纤维素均为可吸收材料，可耐受一定程度的感染。一般不选用含有膨化聚四氟乙烯或者聚酯成分的复合补片，由于其微孔结构使细菌容易定植，而人体的巨噬细胞却无法进入微孔内发挥抗感染作用。这些补片一旦感染，依靠单纯换药等保守治疗无法治愈，皆需要二次手术取出补片方能使伤口愈合，这就直接导致切口疝修补术后的复发。污染情况下应用生物补片进行修补也具有一定的可行性，因为生物补片是完全可吸收的，其修补机制是提供生物支架，具有一定的耐受感染的能力，但其机械张力较差，且创面细菌释放的组织溶解酶还会导致生物补片的溶解，所以无论是直接拉拢缝合还是采用 CST 都一定要关闭肌筋膜缺损，然后将生物补片置于肌筋膜表面完成 Onlay 修补。

（3）补片重叠

置入的补片需要与疝缺损边缘重叠才能减少复发，已经在疝外科达成共识，这主要是由于补片置入人体后会发生皱缩。有报道说补片置入后 10 个月会皱缩 40%，这就有可能导致切口疝修补术后的复发。Inlay 的修补方式术后复发率极高，也说明了补片重叠对于防止复发的重要性。那么补片要和疝缺损边缘重叠多少距离才算足够，至今没有定论。现在很多学者主张在置入补片前要尽量关闭疝缺损，如果无法拉拢肌筋膜就使用 CST 或 TAR 技术进行组织分离再关闭缺损。但是很多患者由于腹壁肌筋膜组织缺损严重，即使通过组织松解分离也无法关闭缺损。我们通常的做法是使用"双周边"固定法：其一，在把组织尽量向缺损中心拉拢的情况下先用单股不可吸收线连续缝合固定组织与补片周边（即"第一周边"）；其二，在保持组织向中心的牵拉张力情况下固定补片与组织周边（即"第二周边"）。该方法的原理是缝合固定过程中保持组织张力，使补片与组织尽最大可能重叠。国内李基业提出了根据疝缺损大小来计算不可吸收补片需要重叠距离的公式，推算得出疝缺损直径 ≤ 8 cm 时，应重叠 5 cm 以上；疝缺损直径在 8 ～ 15 cm 时，应重叠 6 cm 以上；疝缺损 ≥ 20 cm 时，应重叠 7 cm 以上。笔者认为这在实践中有一定的参考价值。

（费　阳）

参考文献

1. RAMPADO S，GERON A，PIROZZOLO G，et al. Cost analysis of incisional hernia repair with synthetic mesh and biological mesh：an Italian study. Updates Surg，2017，69（3）：375-381.

2. JUVANY M，HOYUELA C，CARVAJAL F，et al. Long-term follow-up（at 5

years) of midline incisional hernia repairs using a primary closure and prosthetic onlay technique：recurrence and quality of life. Hernia, 2018, 22 (2)：319-324.

3. KÖCKERLING F, RAMSHAW B. Ventral and incisional hernias mesh technology. Berlin：Springer, 2018：349-356.

4. CORNETTE B, BACQUER D D, BERREVOET F, et al. Component separation technique for giant incisional hernia：a systematic review. Am J Surg, 2018, 215 (4)：719-726.

5. CHERLA D, HOPE W, LIANG M K. Recurrence and mesh-related complications after incisional hernia repair. JAMA, 2017, 317 (5)：536-537.

6. WALMING S, ANGENETE E, BLOCK M, et al. Retrospective review of risk factors for surgical wound dehiscence and incisional hernia. BMC Surg, 2017, 17 (1)：19.

7. ROGMARK P, SMEDBERG S, MONTGOMERY A. Long-term follow-up of retromuscular incisional hernia repairs：recurrence and quality of life. World J Surg, 2018, 42 (4)：974-980.

8. 中华医学会外科学分会疝与腹壁外科学组，中国医师协会外科医师分会疝和腹壁外科医师委员会.腹壁切口疝诊断和治疗指南(2018年版).中华胃肠外科杂志, 2018, 21 (7)：725-728.

切口疝修补手术中人工材料的选择

　　腹壁切口疝修复手术经历了单纯缝合、开放式无张力修补和腹腔镜腹壁疝修补这几个阶段，由于无张力修补和腹腔镜修补较单纯缝合的复发率明显下降，所以目前的主流术式是无张力修补和腹腔镜修补。无论是无张力修补还是腹腔镜修补，都需要依赖人工材料，也就是我们通常所讲的疝修复补片作为核心材料修补缺损部位来完成手术操作。1951 年 Benjamin Pease 申请了第一个名为疝修补手术置入用非金属网片。随着李金斯坦术式作为腹股沟疝术式金标准的广泛推广，各种疝修补补片的研究和使用得到了广泛普及。

1. 切口疝开放手术所应用的补片

　　无论开放手术修补切口疝的术式是肌前修补的 Onlay 还是肌后修补的 Sublay，或者 Rives-Stoppa 手术及其他衍生术式（如

TAR)，使用聚丙烯补片或者以聚丙烯作为基质的补片是外科医师最为常见的选择。聚丙烯是由单体丙烯通过聚合反应合成的一种疏水化合物。疝修补补片是由聚丙烯纤维编织成为单丝或者多丝结构制作而成，其优点在于性质稳定，可以耐受酸碱和多种化学溶剂。但是，疝修补补片置入体内后聚丙烯纤维会因氧化反应而被降解，进而改变性状，补片就会变得僵硬、扭曲、挛缩。同时由于聚丙烯作为体外异物被置入体内，患者对其产生的异物反应和炎性反应也是造成补片挛缩的一个重要因素。早期补片均为小网孔重量型网片，大量聚丙烯材料置入体内后更加剧了置入部位的补片僵硬、挛缩及大量肉芽肿的形成。大网孔补片的使用，大大降低了患者对于补片的异物反应，补片的挛缩和肉芽肿形成的情况有了明显减轻。但是，轻量大网孔补片对于一些缺损较大的腹壁缺损是否具备足够的强度来维持远期效果也是一部分外科医师所担忧的问题。

2. 腹腔内应用补片修补的风险与争议

利用腹腔镜技术使用 IPOM 术式对切口疝进行腹腔内修补具有简单易学、视野清晰、患者恢复快、几乎没有伤口感染等优势，已经被越来越多的外科医师所关注。单纯聚丙烯补片可以通过其本身的炎性反应，刺激组织足够纤维化，使得补片可以迅速长入腹壁组织，从而达到修补的目的，但是聚丙烯的这种特性一旦直接暴露于肠管，会造成严重的肠管粘连甚至肠瘘和肠梗阻这种灾难性的并发症，因此 IPOM 术式不可以使用普通聚丙烯补片。补片厂商希望利用聚四氟乙烯或其他可吸收材料敷于聚丙烯表面的复合补片来避免或减少聚丙烯材质与肠管接触，从而达到"防粘连"的目的。聚四氟乙烯由于耐受感染的能力差，在使用中出现了大量补片感染的病例，医师不得不再次手术，从患者体内的病灶处取出补片，目前其已经逐步被外科医师所摒弃。

现在市场上多数补片主打的一个概念，是在以聚丙烯或者聚酯为基材的补片上加各种涂层，以达到补片与腹壁融合、完全腹膜化，以减少肠管与补片接触，从而防止与肠管粘连。目前市场上的涂层材料有胶原蛋白、ω-3 脂肪酸、透明质酸、再生氧化纤维素等其他可降解的聚合物，但是无论哪种涂层方式都会出现同样的问题，那就是在本来多孔的网片上用涂层人为地消灭了多孔结构，这样在补片钉合在腹壁后，就形成了一个相对密闭的空间，使术后补片与腹壁之间的渗出液、血液难以引流，这也是术后血清肿高发的机制之一。

近几年市场上出现用聚偏二氟乙烯编织而成多孔网状结构的补片，其自身材质惰性强，无须涂层便可达到减少与腹腔脏器粘连的目的，且其网孔保证了良好通透性，利于渗出液吸收及腹膜化形成。在补片接触腹壁面编织时加入聚丙烯单丝，可使之迅速与腹壁长入并固定。使用这种材料制作的补片在减少与肠管粘连同时保持了多孔结构，避免了使用涂层补片的积液风险等。而且，没有涂层的补片同时具有了透明的特征，在固定补片的时候可以显著地减少肠管和血管的副损伤。

　　无论是加了涂层的聚丙烯或者聚酯补片，还是聚偏二氟乙烯作为基质材料的补片，他们都价格昂贵，动辄万元以上，对患者来讲都是不小的经济负担。近年来国内外一些疝外科医师对于将补片置入腹腔内进行修补有一定的担忧，他们认为虽然目前的补片已经有了很大的改进，但是将一个巨大的异物置于患者的腹腔内会产生灾难性的潜在风险，他们所提出的观点是"将腹壁的问题还给腹壁"。因此这些疝外科医师尝试采用各种全新的术式，如 MILOS、eMILOS、eTEP、eTAR、内镜下 Sublay 修补（endoscopic Sublay repair，ESR）等术式取得了突破性进展，但这些术式无论如何命名，其基本原理就是利用腹腔镜技术在肌后 / 全腹膜外对各种腹壁疝进行修补，术中仅使用普通聚丙烯网片将补片置于分离好的肌后间隙或者腹膜前间隙，补片不进入腹腔，不与肠管直接接触，从而避免了使用特殊、昂贵的补片进行手术，为患者减少了手术费用。但这类手术耗时较长，对术者的操作技术要求较高，远期效果尚需要长期大样本的随访加以佐证。

3. 生物补片的特点、优势和问题

目前市场上已有的生物补片达 30 多种，其应用领域广泛，包括疝/腹壁重建、泌尿外科/盆底重建、肌腱修补、乳房重建、伤口愈合等不同软组织修复领域。生物补片取材于动物组织，在体内被修复区域可提供暂时的支撑支架，刺激组织重塑来完成修复过程，最终被降解代谢，其优势在于可以在修复过程结束后尽可能少地在体内残留异物，避免了修复区域长期慢性炎症和纤维化过程。有研究表明，生物补片重塑组织过程中的再血管化可有效地清除材料中的病原体。当然，生物补片也有缺点，如价格昂贵、材料差异、产品尺寸规格受限。对于有特殊宗教信仰的患者，有的生物补片也是不适用的。

生物补片的来源物种（人、猪、牛）和组织类型（心包、小肠黏膜下层和真皮）多种多样，这决定了终末产品的组成、力学特征和重塑速度。但是无论哪种生物补片的制作过程，都离不开至关重要的脱细胞过程。生物补片脱细胞处理的目的是尽可能彻底地去除组织中的细胞成分并保留细胞外基质，这样可以减少置入患者体内后产生的免疫反应。一部分补片的制作采用化学试剂和脱水的交联技术来加强生物补片的强度和降低降解速度，以维持在体内长时间的支撑作用。但国内有学者经过研究后发现，使用化学交联技术制作的生物补片，降解性能极差，类似鞣制后的皮革，最终在体内仍旧是永久性置入物残留，这就缺乏了生物补

片最后可以降解的特性，相对于人工合成材料没有明显的价值和意义。

在污染或者有潜在污染的术野是否可应用补片，目前在学术界仍存在争议，但在污染状态下应用人工合成补片属于禁忌，在全世界已属共识。现在有不少的医师把生物补片用于一期修补局部有污染的腹壁疝手术中，其理由就是"生物补片可以耐受感染"。尽管有数据显示生物补片"相对安全"，但是生物补片所带来的切口并发症及较高的复发率（3 年复发率约为 50%）也需要引起手术医师的重视。更有甚者，一个包括 32 项研究的系统回顾分析进行了在污染条件下应用多种生物补片与合成补片一期手术修补的比较，这个回顾性研究结果不但没有发现支持生物补片明显优于合成补片的证据，同时指出不但二者切口感染的发生率不相上下，而且生物补片的复发率明显增高。

自从疝修补补片在疝外科领域问世以来，外科医师、科学家和补片器械厂商就一直在努力地寻找一种"完美"的补片用于患者。虽然现在有各种各样的专利和五花八门的新产品问世，但是尚没有任何一种补片可以应用于所有患者的各种疝，因为我们需要疝修补补片具有足够的强度和张力、最好的组织相容性、最快的腹壁长入速度、与肠管不发生粘连、超强的耐受感染能力等特性。很显然，让同一款补片同时具备上述所有特征是目前不可能完成的任务。仅凭一个术式走遍天下的年代已经过去，现代疝外科医师需要标准化、规范化地掌握各种不同的术式，才能根据患者的不同病情，为患者个体化地选择术式与补片。

（邱轶伟）

参考文献

1. LICHTENSTEIN I L, SHULMAN A G, AMID P K, et al. The tension-free hernioplasty. Am J Surg, 1989, 157 (2)：188-193.

2. BROWN C N, FINCH J G. Which mesh for hernia repair? Ann R Coll Surg Engl, 2010, 92 (4)：272-278.

3. BADYLAK S F. Xenogeneic extracellular matrix as a scaffold for tissue reconstruction. Transpl Immunol, 2004, 12 (3/4)：367-377.

4. CORNWELL K G, LANDSMAN A, JAMES K S. Extracellular matrix biomaterials for soft tissue repair. Clin Podiatr Med Surg, 2009, 26 (4)：507-523.

5. ZIENOWICZ R J, KARACAOGLU E. Implant-based breast reconstruction with allograft. Plast Reconstr Surg, 2007, 120 (2)：373-381.

6. COOK J L, FOX D B, KUROKI K, et al. In vitro and in vivo comparison of five biomaterials used for orthopedic soft tissue augmentation. Am J Vet Res, 2008, 69 (1)：148-156.

7. MEYER S R, CHIU B, CHURCHILL T A, et al. Comparison of aortic valve allograft decellularization techniques in the rat. J Biomed Mater Res A, 2006, 79 (2)：

254-262.

8. BILLIAR K, MURRAY J, LAUDE D, et al. Effects of carbodiimide crosslinking conditions on the physical properties of laminated intestinal submucosa. J Biomed Mater Res, 2001, 56 (1): 101-108.

9. ROSEN M J, KRPATA D M, ERMLICH B, et al. A 5-year clinical experience with single-staged repairs of infected and contaminated abdominal wall defects utilizing biologic mesh. Ann Surg, 2013, 257 (6): 991-996.

10. LEE L, MATA J, LANDRY T, et al. A systematic review of synthetic and biologic materials for abdominal wall reinforcement in contaminated fields. Surg Endosc, 2014, 28 (9): 2531-2546.

第三篇

造口旁疝

造口旁疝的诊治进展

肠造口手术是常见的腹部外科手术之一，包括回肠造口和结肠造口（图 3-1），也可根据肠造口手术方式的不同分为末端造口、襻式造口、双筒造口等。据报道，美国约有 45 万肠造口人群，每年新增约 12 万例，预计会以每年 3% 的比例递增；英国有 10.2 万肠造口人群，每年新增约 2 万例，永久性造口人群数量占 50%；荷兰每 10 万人中实际就有 37 人有肠造口，潜在风险可能高达 175 人 /10 万人；中国目前虽然没有具体数据，但是据估计造口人群数量已经超过 100 万例。

接受肠造口手术后的患者会出现各类身体、心理及社会方面的问题。造口旁疝就是较为突出的造口外科远期并发症之一，发生率较高。有文献报道结肠造口旁疝的发生率要高于回肠造口旁疝，末端结肠造口旁疝的发生率为 4.8% ～ 48.1%，平均为 15.3%；襻式结肠造口旁疝的发生率为 0 ～ 30.8%，平均为 4.0%；末端回肠造口旁疝的发生率为 1.8% ～ 28.3%，平均为 6.7%；

襻式回肠造口旁疝的发生率为 0 ~ 6.2%，平均为 1.3%。也有文献报道术后 1 年、2 年、3 年以上的预估发病率分别超过 30%、40% 和 50%。更有医师认为，患者接受造口手术后，只要随访时间足够长，都可能会并发造口旁疝。术后并发造口旁疝的高危因素包括肥胖（BMI $>$ 25 kg/m^2）、高龄（年龄 $>$ 60 岁）、营养不良（低蛋白血症）、是否长期服用皮质激素类药物等患者自身因素，也包括造口手术方式是否采用腹膜外造口、造口本身的尺寸大小、术后是否并发伤口感染等因素。还有一些前瞻性队列研究发现，女性患者相较于男性患者更容易出现切口疝和造口旁疝；原发病行腹腔镜术式相较于开放术式更容易出现造口旁疝。

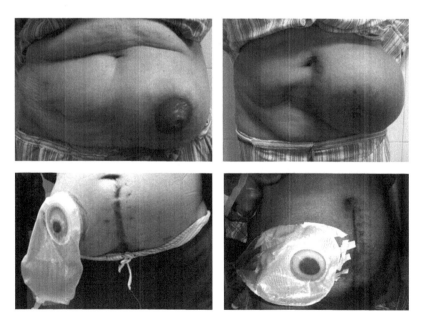

图 3-1　结肠造口旁疝和回肠造口旁疝（彩图见彩插 8）

1. 造口旁疝的诊断与分型

造口旁疝有很多种临床分型方法，Devlin 和 Kingsnorth 根据解剖学机制将造口旁疝分为四种亚型。①间隙型：疝囊位于腹部肌肉和（或）腱膜层，这种类型的造口往往是不对称的；②皮下型：疝囊位于皮下，是最常见的类型；③内吻合口型：疝囊位于小肠肠壁和外翻的小肠之间，仅见于回肠造口术者；④造口周围型或造口脱垂：脱垂的造口包括疝囊本身及其他脏器。其他临床分型还包括 Moreno-Matias 分型、Rubin 分型和 Gil 分型。2014 年欧洲疝学会制定的造口旁疝分型指南又根据造口旁疝缺损大小、是否合并切口疝等因素，将其分为四型（表 3-1）： Ⅰ 型：小型造口旁疝（疝环 ≤ 5 cm）；Ⅱ 型：小型造口旁疝（疝环 ≤ 5 cm），合并切口疝；Ⅲ 型：大型造口旁疝（疝环 > 5 cm），不伴随切口疝；Ⅳ 型：大型造口旁疝（疝环 > 5 cm），合并切口疝。

笔者中心主要根据原发病及手术方式的不同，将造口旁疝分为末端结肠造口旁疝、襻式结肠造口旁疝、末端回肠造口旁疝和回肠代膀胱造口旁疝。而襻式回肠造口往往是结直肠手术的保护性造口，可以二期手术回纳。这样分型便于制定更合适的手术治疗计划，也有利于术前和患者及家属沟通、术中按步骤执行手术操作，后期随访还能提供有价值的反馈信息进行总结。

表 3-1　欧洲疝学会造口旁疝分型

造口旁疝分型		小	大
		≤ 5 cm	> 5 cm
伴随切口疝	否	I	III
	是	II	IV
		首发 □	复发 □

2. 造口旁疝的手术进展

造口旁疝目前仍是疝和腹壁外科的难题之一，远期手术疗效还有待进一步评估，而且造口旁疝虽然发生率很高，但是绝大部分患者没有症状，接近 80% 的造口旁疝患者可以采用保守观察治疗。因此在选择合适的手术患者时，一定要严格掌握修补手术治疗指征，包括：①永久性造口手术的患者，出现造口旁肿物逐渐增大伴有腹痛、腹胀等症状；②人工造口袋密封性受影响，导致造口周围皮肤刺激症状、护理困难；③疝内容物回纳困难，有肠管嵌顿风险，反复出现肠梗阻症状；④患者因疝囊较大影响外观或正常生活，最终通过腹腔镜修补手术能切实改善患者的生活质量，并降低肠管嵌顿的风险。

针对造口旁疝进行手术治疗大致可以分为四个阶段，从最初20 世纪 60 年代的造口旁疝缝合修补术、造口移位术，慢慢过渡到 20 世纪 70 年代末开始应用人工合成材料进行造口旁疝补片修补术，再到 20 世纪末有报道将腹腔镜技术应用于造口旁疝补片修补，21 世纪初又有多种全腹腔镜微创修补术式陆续报道，造口旁疝的手术治疗效果取得了阶梯上升式进展。我们于 2009 年在前期全腔镜造口旁疝修补术的基础上，设计并报道了全新的 Lap-re-Do 技术治疗结肠造口旁疝，取得了较好的临床疗效，同时也得到很多外科医师的认可，并逐渐在临床开展应用。

Thorlakson 医师于 1965 年报道了第 1 例造口旁疝缝合修补术，并建议尽可能避免通过原手术切口再行开腹手术，但是多篇回顾性文献都报道直接缝合修补术式效果不甚理想，术后复发率高，为 46.2% ~ 80.6%（表 3-2）。

表 3-2 造口旁疝缝合修补术随访统计表

论著	病例人数	造口类型	复发人数（率）	并发症人数（率）
Rubin. et al	36	EC，LC，EI	29（80.6%）	7%
Cheung. et al	16	EC，LC	6（37.5%）	5%
Rieger. et al	14	EC，EI，LI，LC	7（50.0%）	7%
Riansuwan. et al	27	10 C，17 IC	20（74.1%）	2%
总计	93		62（66.7%）	21（22.6%）

注：EC：末端结肠造口；LC：襻式结肠造口；EI：末端回肠造口；LI：襻式回肠造口；C：结肠造口；IC：回肠代膀胱造口。

Turnbull 医师在 1967 年报道了第 1 例造口移位术治疗造口旁疝，后续 Botet 医师又在 1996 年报道了第 1 例腹壁同侧象限造口移位术治疗造口旁疝。虽然很多外科医师都非常注重手术技巧，避免再通过原手术切口以减少创伤，但是造口移位术后还是普遍存在复发率高等问题，复发率在 40% 左右。

Rosin 和 Bonardi 医师在 1978 年报道了第 1 例应用人工合成材料来修补造口旁疝，之后陆续又有各种开放术式的造口旁疝补片修补术被报道，大致可以归纳为三大类：Onlay 法（皮下—腱膜外）、Sublay 法（腱膜下—腹膜外）及 IPOM 法（腹腔内）。从文献报道的效果来看，开放式造口旁疝补片修补术虽然显著降低了造口旁疝的复发率，平均约为 16.4%，但是也要面对处理补片感染、伤口感染等较为棘手的并发症，平均并发症发生率约为 16.4%（表 3-3）。

表 3-3　开放式造口旁疝补片修补术随访统计表

论著	病例人数	造口类型	修补方式	复发人数（率）	并发症人数（率）
Ho. et al	15	IC	Onlay	1（6.7%）	2（13.3%）
De Ruiter. et al	46	C	Onlay	7（15.2%）	4（8.7%）
Steele. et al	58	31 EC, 24 EI, 3 LI	Onlay	15（25.9%）	11（19.0%）
Luning. et al	16	12 C, 3 IC	Onlay	3（18.8%）	2（12.5%）
Longman. et al	10	7 EC, 2 EI, 1 LI	Sublay	0（0）	1（10%）
Guzman. et al	25	C	Sublay	2（8.0%）	4（16%）
Kasperk. et al	7	4 C, 3 EI	Sublay	2（28.6%）	0（0）
Morris-Stiff. et al	7	2 EC, 5 EI	IPOM-KH	2（28.6%）	4（57.1%）
Van Sprundel. et al	16	8 EC, 5 EI, 4 IC	IPOM-KH	1（6.3%）	5（31.3%）

续表

论著	病例人数	造口类型	修补方式	复发人数（率）	并发症人数（率）
Stelzner. et al	20	C	IPOM-SB	3（15%）	3（15%）
总计	220			36（16.4%）	36（16.4%）

注：EC：末端结肠造口；LC：襻式结肠造口；EI：末端回肠造口；LI：襻式回肠造口；C：结肠造口；IC：回肠代膀胱造口；KH：Keyhole法；SB：Sugarbaker法；Onlay：17.2%（11.9% ～ 23.4%）；Sublay：6.9%（1.1% ～ 17.2%）；IPOM-KH：7.2%（1.7% ～ 16.0%）；IPOM-SB：15.0%（3.2% ～ 37.9%）。

Porcheron 医师在 1998 年报道了首例全腹腔镜下造口旁疝修补术，之后有较多全腹腔镜下造口旁疝修补手术的队列研究相继发表。目前，全腹腔镜下造口旁疝修补术主要有 Keyhole 法和 Sugarbaker 法，还有 Sandwich 法、Double Patch 法、Scroll 法等一些修补方式。从目前随访的结果来看，全腹腔镜造口旁疝补片修补术相较于开放补片修补术，虽然手术修补效果特别是在复发率的控制、外观的恢复等方面还不是非常理想（Keyhole 修补法由于术后复发率较高，约为 34.6% 以上，目前已逐渐在临床被弃用；Sugarbaker 修补法的术后复发率也约为 11.6%；Sandwich 法和 Double Patch 法都需要用到两张防粘连修补材料，复发率较低，仅为 2.1% ～ 2.8%），但总体还是取得了很大的进步，特别是在患者术后恢复、降低术后并发症发生率等方面具有一定优势，数据详见表 3-4。

表 3-4　腹腔镜造口旁疝补片修补术随访统计表

论著	病例人数	造口类型	修补方式	复发人数	并发症人数
LeBlanc. et al	12	8 EC, 2 EI, 2 IC	7 SB, 5 KH	1	2
Safadi. et al	9	5 IC, 2 EI, 2 EC	KH	4	1
McLemore. et al	19	9 IC, 5 EI, 5 EC	14 SB, 5 KH	2	7
Berger. et al	41	EI, IC, EC	SB	8	8
Pastor. et al	12	6 I, 6 C	7 SB, 3 KH, 2 O	4	4
Mancini. et al	26	15 EC, 5EI, 6 IC	SB	1	4
Muysoms. et al	24	20 C, 2 IC, 2 I	SB	10	0
Hansson. et al	55	47 EC, 5EI, 3 IC	KH	20	6
Craft. et al	21	5 C, 7 EI, 9 IC	16 SB, 5 KH	1	8
总计	219			51 (23.3%)	40 (18.3%)

注：EC：末端结肠造口；LC：襻式结肠造口；EI：末端回肠造口；LI：襻式回肠造口；C：结肠造口；I：回肠造口；IC：回肠代膀胱造口；KH：34.6%（13.1%～60.3%）；SB：11.6%（6.4%～18.0%）。

　　美国的 NSQIP 项目收录了 2005 年 1 月至 2011 年 12 月期间美国外科医师学会（American College of Surgeons，ACS）注册登记的 2167 例造口旁疝手术病例，其中 222 例为腹腔镜修补术式，1945 例为开放修补术式。统计结果显示腹腔镜修补术式在手术时间、术后住院时间、术后死亡率、术后并发感染率（切口感染、深部感染、全身感染）等指标方面都具有显著优势。丹麦的全国性研究也得出了类似的结论，2007 年至 2010 年期间，丹麦全国共注册登记了 174 例造口旁疝手术病例，其中 118 例实施了腹腔镜修补手术，约占 67.82%。最后统计数据显示，腹腔镜修补手术在术后并发症发生率、术后二次手术率、术后死亡率等方面更低，具有统计学优势，而且随访 3 年以后发现术后复发率更低。

笔者中心自 2004 年起在国内较早开展了全腹腔镜下 Keyhole 术式、Sugarbaker 术式和 Sandwich 术式来治疗结肠造口旁疝、回肠造口旁疝和回肠代膀胱造口旁疝，从远期随访的情况来看，针对回肠造口旁疝，特别是全腹腔镜下回肠代膀胱造口旁疝，Sugarbaker 修补术式效果非常好。2004 年 9 月起至今，笔者中心共诊治了 27 例回肠代膀胱造口旁疝，其中 25 例患者行全腹腔镜 Sugarbaker 修补术，随访至今没有复发。还有 1 例为 Keyhole 修补术后复发的病例，术中粘连致密中转开放。另 1 例为急诊嵌顿回肠代膀胱造口旁疝，均仅行缝合修补术，术后随访 1 年内均出现复发，再次接受全腹腔镜下 Sugarbaker 法进行修补，随访至今效果满意。

但是结肠造口旁疝确实也存在修补效果不佳、术后复发率高、术后外观及造口排便功能改善不理想等问题。笔者认为，主要原因还是在于全腹腔镜下造口旁疝修补手术仅以补片桥接的方式修补了造口旁腹壁缺损，并没有考虑造口旁疝本身为一种动力型疝病的特点，未对疝环缺损、皮下疝囊空间及冗长的造口肠管做相应处理。因此，笔者在此基础上，设计了造口重建的腹腔镜造口旁疝补片修补术（Lap-re-Do 技术）。自 2009 年 5 月至 2017 年 2 月，共实施了 139 例 Lap-re-Do 造口旁疝修补手术，其中 39 例患者行 Lap-re-Do Sugarbaker 手术，100 例患者行 Lap-re-Do Keyhole 手术，随访时间为 3 ～ 98 个月，平均随访时间为 44.3 个月，中位随访时间为 36 个月，术后 1 年的复发率为 9.3%，术后 3 年的复发率为 16.4%。其中 Lap-re-Do Sugarbaker 术后 1 年的复发率为 2.9%，术后 3 年的复发率为 13.3%；Lap-re-Do Keyhole 术后 1 年的复发率为 11.4 %，术后 3 年的复发率为 17.1%。

另外，还有 1 例患者使用了生物材料进行修补，随访至术后 2 年时复发，再次手术时发现生物材料已完全吸收，未能提供足够的抗张强度，也未见补片置入后所产生的强化修补区域腹壁功能的状态。

Slater 医师对生物补片修补造口旁疝进行了系统分析，发现生物补片并不能降低术后造口旁疝的复发率和并发症发生率（表 3-5），而且费用比较昂贵，为（\$3.65 ～ \$35.31）/cm^2。

表 3-5　生物补片修补造口旁疝系统分析表

论著	病例人数	修补材料*	修补方式	复发人数	并发症人数
Araujo. et al	13	Peri-Guard	Onlay	1	0
Aycock. et al	11	Alloderm	Inlay 8, Onlay 3	3	2
Taner. et al	13	Alloderm	Sublay+Onlay	2	5
Ellis. et al	20	Surgisis	IPOM-SB	2	4
总计	57			8（14.0%）	11（19.3%）

注：*生物材料；Peri-Guard（bovine pericardium）：牛心包脱细胞材料；Alloderm（human dermis）：人真皮脱细胞材料；Surgisis（porcine SIS）：猪小肠黏膜下脱细胞材料。

3. 造口旁疝的预防性手术治疗

基于上述报道，修补手术治疗造口旁疝的效果还不甚令人满意，国外很多文献开始逐渐关注并报道预防性造口旁疝补片修补术所取得的效果和成绩。因为预防性造口旁疝补片修补术不仅能有效降低造口旁疝的发生率，而且从卫生经济学评估的角度来看，能更有效地降低总的医疗费用，所以，越来越多的疝外科专家如 D. Berger 医师、BME. Hasson 医师等也开始从研究造口旁疝修补手术术式过渡转变为注重如何做预防性造口旁疝补片修补手术。目前，在欧洲就有 PREVENT-trial、Stoma-Const、SMART 等几个前瞻性临床试验在开展中。

预防性造口旁疝补片修补术最早由 Bayer 医师于 1986 年报道，之后很多队列研究显示预防性造口旁疝补片修补术在降低造口旁疝发生率的同时并不增加补片感染和造口相关并发症的发生率。置放补片的方式包括皮下（Onlay）、腱膜后—腹膜前（Sublay）和腹腔内（IPOM）三种方式，没有数据或者文献报道这三种方式哪一种预防造口旁疝发生的效果更好。Shabbir 医师和 Tam 医师分别对预防性造口旁疝补片修补术进行了大数据的 Meta 分析（表 3-6）。Shabbir 医师从 228 篇预防性造口旁疝修补术中筛选出 3 篇 RCT 文献，共计 128 例患者行造口手术，分为两组，每组各 64 例，均采用 Sublay 的方式进行预防性修补。结果显示未做预防性造口旁疝补片修补术的患者术后并发造口旁疝共计 34 例，发生率约为 53.1%，而做预防性造口旁疝补片修补术的患者术后并发造口旁疝仅 8 例，发生率约为 12.5%，具有明显优势，而且仅有 1 例并发术后补片相关感染，通过保守治疗即痊愈，其中 Janes 医师的 RCT 试验甚至因为预防性造口旁疝补片修补术的效果明显好于对照组，而提前结束了临床试验。Tam 医师进一步分析了 4 篇预防性造口旁疝补片修补术的前瞻性队列研究，共计 127 例患者需行造口手术，预防性造口旁疝补片修补方式即有 Sublay，也有 Onlay 和 IPOM，随访期间仅有 6 例患者并发造口旁疝，发生率约为 4.7%，远低于造口旁疝的一般发生率。

表 3-6　预防性造口旁疝补片修补术 Meta 分析数据

论著	病例例数		造口旁疝		造口感染		造口坏死		造口狭窄	
	预防修补	传统造口	预防修补	传统造口	预防修补	传统造口	预防修补	传统造口	预防修补	传统造口
Janes	27	27	2	17	—	—	—	—	—	—
Serra-Aracil	27	27	6	14	1	1	1	1	1	—
Hammond	10	10	0	3	—	—	—	—	—	—
Berger	25	—	0	—	—	—	—	—	—	—
Vijayasekar	42		4	—	—	—	1	—	—	—
Gogenur	24	—	2	—	—	—	—	—	—	—
Bayer	36	—	0	—	1	—	—	—	1	—
共计 *	191	64	14	34	2	1	2	1	2	

注：* 预防性造口旁疝补片修补术，术后造口旁疝总的发生率仅约为 7.3%，传统造口手术后造口旁疝总的发生率高达 53.1%。

由以上这些数据可以看出，预防性造口旁疝补片修补术可以显著降低造口旁疝的发生率，而且 Lawrence Lee 医师还针对永久性结肠造口患者采用预防性造口旁疝补片修补术进行了卫生经济学方面的评估，发现对于需要接受经腹会阴联合直肠切除术（abdomen perineal resection，APR）（Miles 手术）的 I ～ III 期直肠癌患者，预防性造口旁疝补片修补术能有效降低医疗总支出，具有显著经济学效益；针对 IV 期直肠癌患者，预防性造口旁疝补片修补术也有潜在经济学效益，但是没有统计学差异。

总之，由于造口旁疝本身的特殊性，其发生率和前次造口手术密切相关，因此必须加强临床多学科、各亚专业学科之间的合作，特别是疝与腹壁外科医师需要和肛肠外科、胃肠外科及泌尿外科医师多沟通交流。相信在不久的将来，国内会陆续开展预防性造口旁疝补片修补术，这样才能有效降低造口旁疝的发生率。如果考虑手术安全性、伦理问题和医疗费用的话，可以采用相对廉价、抗细菌污染能力又较强的大网孔聚丙烯补片以 Sublay 的方式进行预防性修补。目前欧洲的几个前瞻随机对照临床试验都是采用 Sublay 的方式进行修补，均取得了较好的疗效。

同时，需要进一步加强对造口旁疝发病机制的研究。现在认为引起造口旁疝的主要原因包括 3 个：①由于腹壁造口使得腹壁肌肉的连续性受到破坏，这种破坏是从肌肉中间开始的，由于肌肉的收缩，直接导致缺损形成。②造口肠管蠕动对腹壁区域形成持续冲力，而且结肠的集团蠕动冲击力较为强烈。③造口肠管通过腹壁的周围解剖状态远远不能与直肠出盆底时的解剖状态相比，角度、周围韧带的附着与固定及括约肌的控制，都是无法相比的。在目前数字化、信息化的研究条件下，通过影像学、胃肠道动力学等检测方法，数字记录并模拟造口旁疝发病过程，同时根据人体盆底直肠解剖结构，设计出更合理、更合适的造口旁疝专用修补材料，才能使造口旁疝手术治疗达到更好的效果。

随着造口人群基数越来越大，对于像造口旁疝这样一类动力型难治性腹壁疝来说，只有持续改进修补手术方式、设计新型修补材料才能有效地提高手术治疗效果，同时如果对每位造口患者在生活习惯方面再加以调控管理可能会有更理想的收获。

（姚琪远　何　凯）

参考文献

1. TURNBULL G B. Ostomy statistics：The $64, 000 question. Ostomy Wound Manage, 2003, 49 (6)：22-23.

2. BROWN H, RANDLE J. Living with a stoma：A review of the literature. J Clin Nurs, 2005, 14 (1)：74-81.

3. HANSSON B M E, SLATER N J, VELDEN A S V D, et al. Surgical techniques for parastomal hernia repair：a systematic review of the literature. Ann Surg, 2012, 255 (4)：685-695.

4. LONDONO-SCHIMMER E E, LEONG A P, PHILLIPS R K. Life table analysis of stomal complications following colostomy. Dis Colon Rectum, 1994, 37 (9)：916-920.

5. LEONG A P, LONDONO-SCHIMMER E E, PHILLIPS R K. Life-table analysis of stomal complications following ileostomy. Br J Surg, 1994, 81 (5)：727-729.

6. KOUBA E, SANDS M, LENTZ A, et al. Incidence and risk factors of stomal complications in patients undergoing cystectomy with ileal conduit urinary diversion for bladder cancer. J Urol, 2007, 178 (3 Pt 1)：950-954.

7. HONG S Y, OH S Y, LEE J H, et al. Risk factors for parastomal hernia：Based on radiological definition. J Korean Surg Soc, 2013, 84 (1)：43-47.

8. DONAHUE T F, BOCHNER B H, SFAKIANOS J P, et al. Risk factors for the development of parastomal hernia after radical cystectomy. J Urol, 2014, 191 (6)：1708-1713.

9. SOHN Y J, MOON S M, SHIN U S, et al. Incidence and risk factors of parastomal hernia. J Korean Soc Coloproctol, 2012, 28 (5): 241-246.

10. FUNAHASHI K, SUZUKI T, NAGASHIMA Y, et al. Risk factors for parastomal hernia in Japanese patients with permanent colostomy. Surg Today, 2014, 44 (8): 1465-1469.

11. ŚMIETAŃSKI M, SZCZEPKOWSKI M, ALEXANDRE J A, et al. European Hernia Society classification of parastomal hernias. Hernia, 2014, 18 (1): 1-6.

12. CARNE P W G, ROBERTSON G M, FRIZELLE F A. Parastomal hernia. Br J Surg, 2003, 90 (7): 784-793.

13. GARCÍA-VALLEJO L, CONCHEIRO P, MENA E, et al. Parastomal hernia repair: laparoscopic ventral hernia meshplasty with stoma relocation. The current state and a clinical case presentation. Hernia, 2011, 15 (1): 85-91.

14. 何凯, 姚琪远, 陈浩, 等. 腹腔镜造口重做造口旁疝补片修补术的手术效果及安全性评估. 外科理论与实践, 2010, 15 (6): 616-620.

15. 李绍杰, 胡星辰, 黄磊, 等. 单中心造口旁疝 10 年诊治经验 (附 220 例报告). 外科理论与实践, 2016, 21 (2): 121-125.

16. HOTOURAS A, MURPHY J, THAHA M, et al. The persistent challenge of parastomal herniation: a review of the literature and future developments. Colorectal Dis, 2013, 15 (5): e202-14.

17. PORCHERON J, PAYAN B, BALIQUE J G. Mesh repair of paracolostomal hernia by laparoscopy. Surg Endosc, 1998, 12 (10): 1281.

18. BERGER D, BIENTZLE M. Laparoscopic repair of parastomal hernias:

A single surgeon's experience in 66 patients. Dis Colon Rectum，2007，50（10）：1668-1673.

19. WARA P，ANDERSEN L M. Long-term follow-up of laparoscopic repair of parastomal hernia using a bilayer mesh with a slit. Surg Endosc，2011，25（2）：526-530.

20. SABER A A，RAO A J，RAO C A，et al. Simplified laparoscopic parastomal hernia repair：the scroll technique. Am J Surg，2008，196（3）：e16-8.

21. HALABI W J，JAFARI M D，CARMICHAEL J C，et al. Laparoscopic versus open repair of parastomal hernias：an ACS-NSQIP analysis of short-term outcomes. Surg Endosc，2013，27（11）：4067-4072.

22. HELGSTRAND F，ROSENBERG J，KEHLET H，et al. Risk of morbidity, mortality，and recurrence after parastomal hernia repair：a nationwide study. Dis Colon Rectum，2013，56（11）：1265-1272.

23. SLATER N J，HANSSON B M E，BUYNE O R，et al. Repair of parastomal hernias with biologic grafts：a systematic review. J Gastrointest Surg，2011，15（7）：1252-1258.

24. SHABBIR J，CHAUDHARY B N，DAWSON R. A systematic review on the use of prophylactic mesh during primary stoma formation to prevent parastomal hernia formation. Colorectal Dis，2012，14（8）：931-936.

25. TAM K W，WEI P L，KUO L J，et al. Systematic review of the use of a mesh to prevent parastomal hernia. World J Surg，2010，34（11）：2723-2729.

26. WIJEYEKOON S P，GURUSAMY K，EL-GENDY K，et al. Prevention of

parastomal herniation with biologic/composite prosthetic mesh: A systematic review and meta-analysis of randomized controlled trials. J Am Coll Surg, 2010, 211 (5): 637-645.

27. LEE L, SALEEM A, LANDRY T, et al. Cost effectiveness of mesh prophylaxis to prevent parastomal hernia in patients undergoing permanent colostomy for rectal cancer. J Am Coll Surg, 2014, 218 (1): 82-91.

28. BERGER D. Prevention of parastomal hernias by prophylactic use of a specially designed intraperitoneal onlay mesh (Dynamesh IPST). Hernia, 2008, 12 (3): 243-246.

29. BRANDSMA H T, HANSSON B M E, HAAN H V H, et al. PREVENTion of a parastomal hernia with a prosthetic mesh in patients undergoing permanent end-colostomy: the PREVENT-trial: study protocol for a multicenter randomized controlled trial. Trials, 2012, 13: 226.

30. WILLIAMS NS, HOTOURAS A, BHAN C, et al. Comment to: A case-controlled pilot study assessing the safety and efficacy of the stapled mesh stoma reinforcement technique (SMART) in reducing the incidence of parastomal herniation. Hernia, 2016, 20 (2): 341-342.

31. MARINEZ A C, ERESTAM S, HAGLIND E, et al. Stoma-Const--the technical aspects of stoma construction: study protocol for a randomised controlled trial. Trials, 2014, 15: 254.

32. BAYER I, KYZER S, CHAIMOFF C. A new approach to primary strengthening of colostomy with Marlex mesh to prevent paracolostomy hernia. Surg Gynecol Obstet, 1986, 163 (6): 579-580.

造口疝的欧洲分型方法

1. 造口疝的定义和特点

根据欧洲疝学会对腹壁疝的定义，造口疝（parastomal hernia，PH）指的是腹腔内容物通过结肠造口术、回肠造口术或回肠代膀胱造口术后造成的腹壁缺损部位异常突出。造口疝是造口术后的远期并发症之一，总发病率尚未明确，预计术后 12 个月内发生率超过 30%，2 年内超过 40%，在较长的随访时间内超过 50%。

虽然造口疝也属于手术后切口疝的一种，但鉴于其临床表现、诊断方式和治疗方法的特殊性和复杂性，欧洲疝学会在 2009 年制定腹壁疝分类方法时将其独立于原发性腹壁疝和其他切口疝，单独制定了适用于造口疝的分类标准。

2. 欧洲分型方法的制定背景

在既往国际上已发表论文中，主要采用的是 Devlin、Rubin、Moreno-Matias 和 Szczepkowski 四位学者所在团队的造口疝分型方式，大多将临床检查、围手术期评估或者影像学检查结果作为判断依据进行划分。近来有学者提出，超声内镜检查术（endoscopic ultrasonography，EUS）结合三维重建技术也可作为造口疝分类的工具之一，但其使用标准尚待统一。无论采用哪种分类方式对造口疝进行区分，适用范围均十分有限，都仅在个别研究中使用，并未被广泛认可和使用，使得各研究结论间差异较大，缺乏同质性。

欧洲疝学会于 2012 年组织造口疝领域的专家在波兰召开会议，总结了既往分散应用于不同团队的各种造口疝分型方法及其优缺点，讨论并制定了造口疝的最新分型方法，并于 2014 年发表在 *Hernia* 杂志上。该分型标准在 Szczepkowski 等学者的分型方法基础上，针对过去分型方式复杂、实用性差等弊端，采纳了腹壁缺损直径和既往手术瘢痕等对切口疝手术方式影响较大的因素，提出了更为简单、临床指导意义强的分型方法，为后续国内外专家学者所采用。制定有效、统一的造口疝分型方法是行业规范的必要条件，统一标准的价值在评估造口术后并发症的风险因素、明确手术干预的时间和方式的同时，既能增加临床数据的可信度，又有利于不同团队之间研究结果的交流和比较，在指导临床诊疗和学术研究等方面均起到重要作用。

3. 欧洲疝学会造口疝分型方法

合适的分型方法应该具备以下几个特点：①定义准确，简单易懂，便于记忆；②类型划分科学，结构清晰，层次分明；③能够有效指导临床治疗方法的选择，提高治疗效果；④适用于不同手术团队，研究结果相互间具有可比性。

造口疝的症状、治疗和预后影响因素多而繁杂，为了让分类方式简洁明了、目标明确，欧洲疝学会专家组排除了病史、危险因素、造口术式、疝出部位、其他并发症、造口局部病变、疝囊大小、疝内容物种类、造口疝与中线之间的距离等影响较小的因素，选取了腹壁缺损最大直径、是否合并切口疝两个影响较大的因素作为造口疝分类的主要依据，将造口疝分为 4 个类型（表 3-7）。Ⅰ 型造口疝：疝环直径≤ 5 cm，无合并切口疝；Ⅱ 型造口疝：疝环直径≤ 5 cm，合并切口疝；Ⅲ 型造口疝：疝环直径＞ 5 cm，无合并切口疝；Ⅳ 型造口疝：疝环直径＞ 5 cm，合并切口疝。同时将可能进一步增加手术难度和改变术式选择的复发疝进行单独判断，这对临床手术方式的选择具有实际指导意义。

表 3-7 欧洲疝学会造口疝分类

造口疝分类		小（≤ 5 cm）	大（> 5 cm）
合并切口疝	否	Ⅰ	Ⅲ
	是	Ⅱ	Ⅳ
		初发□	复发□

2017 年欧洲疝学会制定了新版《造口疝的预防和治疗指南》，其由来自 14 个欧洲国家的普外科、疝外科和结直肠外科的医师们，以及生物统计学的专家们和生物学家们共同组成专家组，通过检索数据库中的登记资料，采用基于循证医学的方式对造口疝临床实践中重点关注的问题进行了回答。该指南中提到，虽然目前没有足够的证据证明哪种造口疝的分类方法是最优化的，但欧洲疝学会在循证医学基础上建议使用欧洲疝学会的分类方法作为造口疝统一报道。

4. 欧洲疝学会分型方法存在的问题与展望

欧洲疝学会的造口疝分型方法的制定者虽然由来自各国的造口疝领域专家构成，但大部分均来自欧洲，采用的研究成果亦以西方文献居多，其科学性和有效性至今仍未得到其他国家更多学者的数据验证。分型中对大型造口疝、小型造口疝的划分定义为疝环最大直径是否大于 5 cm，而该数值的选择基于 Hansson 团队发表的单中心病例，其结果是否准确、是否代表世界范围整体情况、是否适用于中国人群，以及是否对临床术式的选择起到决定性作用，尚需要进行长期和多中心的病例统计分析。Ⅰ、Ⅱ、Ⅲ、Ⅳ型造口疝的手术方式选择存在哪些区别是临床医师们关注的问题，针对中国人群的造口疝分类方法尚待提出并验证。

（杨媛媛）

参考文献

1. MUYSOMS F E, MISEREZ M, BERREVOET F, et al. Classification of primary and incisional abdominal wall hernias. Hernia, 2009, 13 (4)：407-414.

2. MUYSOMS F, CAMPANELLI G, CHAMPAULT G G, et al. EHS：the development of an international online platform for registration and outcome measurement of ventral abdominal wall hernia repair. Hernia, 2012, 16 (3)：239-250.

3. ANTONIOU S A, AGRESTA F, ALAMINO J M G, et al. European Hernia Society guidelines on prevention and treatment of parastomal hernias. Hernia, 2018, 22 (1)：183-198.

4. DEVLIN H B, Kingsnorth C S. Management of abdominal hernias. London：Hodder Arnold Publisher, 1998：177-178.

5. RUBIN M S, SCHOETZ JR D J, MATTHEWS J B. Parastomal hernia. Is stoma relocation superior to fascial repair？ Arch Surg, 1994, 129 (4)：413-418.

6. MORENO-MATIAS J, SERRA-ARACIL X, DARNELL-MARTIN A, et al. The prevalence of parastomal hernia after formation of an end colostomy. A new clinico-radiological classification. Colorectal Dis, 2009, 11 (2): 173-177.

7. GIL G, SZCZEPKOWSKI M. A new classification of parastomal hernias--from the experience at Biela ń ski Hospital in Warsaw. Pol Przegl Chir, 2011, 83 (8): 430-437.

8. ŚMIETAŃSKI M, SZCZEPKOWSKI M, ALEXANDRE J A, et al. European Hernia Society classification of parastomal hernias. Hernia, 2014, 18 (1): 1-6.

9. HANSSON B M E, MORALES-CONDE S, MUSSACK T, et al. The laparoscopic modified Sugarbaker technique is safe and has a low recurrence rate: a multicenter cohort study. Surg Endosc, 2013, 27 (2): 494-500.

造口旁疝修补术后要关注肠造口的功能

1. 腹腔镜造口旁疝修补术围手术期护理

（1）定义

造瘘（口）术是为了转流肠内容物或尿液而使肠道或输尿管从腹壁穿出的人造孔隙，包括结肠造口、小肠造口和输尿管造口等。以小肠为主的腹腔内器官或组织从造瘘（口）旁的人造通道中突出而形成的疝，称为造口旁疝。造口旁疝经常发生于造瘘通道与穿出腹壁的内脏之间未完全愈合的患者，是造瘘术后的晚期并发症。随着患者生存期的延长，其发病率呈上升趋势，国内报道发病率为 3%～10%，国外报道为 10%～36%，其中永久性结肠造口最常见，占 0～58%；其次为永久性回肠造口，占 0～28%；尿路造口最少见，仅为 5%～8%。

（2）病因

营养不良、恶性肿瘤、贫血、低蛋白血症、肥胖、糖尿病、肝肾功能不全及维生素缺乏等，均可影响术后组织的修复。若肠管（或输尿管）与人造通道未能完全愈合，即会增加造口旁疝的发生率。

造口区域的组织缺陷：如造口区域的组织缺损、横向肌肉的收缩作用等使造口旁组织向四周收缩，致造口的口径扩大。

腹壁肌肉的退行性变：老年患者腹壁肌肉出现退行性病变，修复能力降低，强度薄弱。

放疗和化疗：造瘘（口）者多为结直肠肿瘤、膀胱肿瘤、肠梗阻、克罗恩病等患者，术后常需要进行放疗和化疗，会影响正常组织的代谢和伤口修复。

手术操作不当：常见情况：①手术操作粗暴，血管或神经损伤过多导致肌肉萎缩，腹壁强度低；②无菌操作不严格，止血不彻底，术后出现切口感染；③麻醉不满意，强行牵拉缝合，局部张力过大及各层组织对合不良。

造口位置选择不当：一般认为造口旁疝的发生率与造口位置的选择有密切的关系。研究表明，腹直肌具有约束功能，经腹直肌造口者，造口旁疝发生率较低。而经腹直肌旁或切口造口者，造口旁疝发生率相对较高。而腹膜外造口更可降低造口旁疝及手术后早期内疝的发生率。

腹内压力的升高：术后患者出现剧烈咳嗽、严重腹胀、排尿困难、腹水或腹内存在较大的肿瘤及婴幼儿啼哭，均可导致腹内压力升高，进而诱发造口旁疝的发生。

（3）分型（欧洲疝学会造口疝分类）

①小造口疝（疝环≤5 cm）且无切口疝；②小造口疝（疝环≤5 cm）合并切口疝；③大造口疝（疝环＞5 cm）且无切口疝；④大造口疝（疝环＞5 cm）合并切口疝。

（4）辅助检查

体格检查：站立时造口旁出现一个隆起肿物，平卧时肿物也就是疝囊的内容物会返回腹腔内。

触诊：在造口旁可触及缺损。部分患者疝内容物不能完全还纳，缺损大小亦不能完全探清。

CT检查：可帮助明确诊断并判断缺损大小和疝内容物。

（5）围手术期护理

1）术前护理

完善相关检查，如抽血（包含血常规、血型、感染四项、凝血四项、生化、动脉血气）及心电图检查等，并根据病情进行心脏超声、肺功能等检查，完善术前的各项检查。

既往史：术前应详细询问病史，如有无贫血、低蛋白血症、糖尿病、心脏病、慢性支气管炎、尿路梗阻、便秘或腹水等。应根据患者造口旁疝形成的原因、患者的年龄、身体状态及病史，制定具有针对性的术前准备和治疗护理计划。

消除增加腹内压的因素，如便秘、咳嗽等，给予相应的治疗。对吸烟者应劝其戒烟。注意保暖、避免受凉，多饮水，多吃蔬菜、水果等粗纤维的食物，保持大便通畅。手术前3日给予无渣饮食。

加强营养支持：术前保证蛋白质及各种维生素的摄入。饮食上给予患者营养丰富、易消化的软食，必要时加强营养等。

2）术前准备

皮肤准备：防止切口感染需严格备皮，特别要清洁干净，同时避免将手术皮肤刮伤。

药物过敏试验：术前1日根据手术需要，行抗生素过敏试验。

给予肠道准备：遵医嘱术前晚进行肠道准备，给予缓泻剂及肠道灌肠（经造口处灌肠），保持肠道清洁。

术日晨准备：遵医嘱给予留置胃管、尿管，测量生命体征，要求患者禁食水8～10小时。

3）术后护理

生命体征及血糖监测：术后6小时严密观察生命体征变化，遵医嘱给予心电监护及鼻导管吸氧。按全身麻醉常规护理，麻醉后未完全清醒者头偏向一侧以防误吸，生命体征稳定后，低斜卧位，床头抬高30°，膝部垫小枕，使之呈屈膝、屈髋位，使腹壁松弛，缓解张力，减轻疼痛，以利于伤口愈合。密切监测糖尿病患者血糖，将血糖控制在相对理想的水平。

呼吸道管理：协助患者翻身拍背，鼓励患者正确咳痰及深呼吸，咳嗽时注意用双手保护术区，必要时遵医嘱给予雾化吸入，协助排痰。

预防伤口感染：术后保持伤口敷料清洁、干燥，避免粪便、尿液污染伤口。

术后疼痛：术后常规应用镇痛泵，待患者麻醉清醒后给予疼痛评估，根据患者疼痛等级给予相应处理，告知患者咳嗽、打喷嚏时用手捂住伤口，以减少伤口张力，减轻疼痛。

引流管护理：术后严密观察引流管是否通畅，引流液的颜色、性质、量等变化，并做好记录。更换引流袋时严格无菌操作。如患者术后出现发热、腹痛、腹胀、腹膜炎体征及引流液颜色、性状发生改变，应高度警惕肠瘘，给予及时处理。遵医嘱准确记录24小时出入量。

饮食指导：术后暂禁食水，待肠道功能恢复后，可根据患者手术情况进全流食，逐渐过渡到半流食、普食。

活动指导：主要包括三个阶段。第一阶段：患者术毕返回病房，6小时内协助患者取去枕平卧位，并在双下肢垫软枕，垫起高度为20°～30°，屈曲膝关节15°，促进双下肢静脉回流，并协助患者每间隔2小时变换1次体位。在患者麻醉清醒之后，指导患者做踝关节主被动运动，具体措施：①伸曲运动。患者保持坐位或者平躺，将双下肢完全伸直，脚尖缓缓勾起，使脚尖尽可能地朝向自己，当达到最大限度后持续保持10秒。②环绕运动。患者同样采取坐位或者平躺的姿势，将双下肢完全伸直，再以踝关节为圆心，脚趾依次进行趾屈、内翻、背伸、外翻组合在一起的360°环绕。以上两种锻炼为1组，每组锻炼20次（左、右脚各 10 次），每日进行 2 次。第二阶段：患者病情平稳、体力有所恢复后，指导并鼓励患者进行主动活动，方法同第一阶段，并增加抬腿训练，训练下肢肌力。患者功能锻炼应循序渐进，注意避免过度训练增加患者的疼痛感。第三阶段：鼓励患者术后第 2 日下床活动，循序渐进。

正确使用腹带：术后指导患者使用专用造口腹带，松紧程度以不影响呼吸为宜。指导患者在使用腹带的过程中若感觉腹带过紧、胸闷时，可平卧将腹带松动。进食时及餐后 1 小时内适当松解腹带，以减少腹带对腹部产生压迫的不适感。造口腹带松紧弹力差时应及时更换。

4）出院指导

腹带的使用：为使补片在腹壁内不因活动而发生移位和卷曲，并利于周围组织与补片融合，故在出院时嘱患者继续使用造口专用腹带包扎 3～6 个月，并教会患者家属腹带的清洁与使用方法。

健康指导：嘱患者避免咳嗽、便秘、排便困难等导致腹压增加的各种因素。防止感冒，逐渐养成良好的饮食习惯。食用清淡、易消化食物，避免暴食、暴饮，禁食刺激性食品。同时注意饮食结构，控制体重的增长，3 个月内避免剧烈运动及重体力活动，避免造口旁疝的复发。

其他：告知患者术后腹部有硬结感是补片与人体组织相融合时的正常现象，随着时间延长，上述症状会逐渐自行好转或消失。嘱患者出院后按时复诊。

2. 造口旁疝修补术、造口重塑术围手术期护理

（1）术前护理

完善相关检查，进行抽血（包含血常规、血型、感染四项、凝血四项、生化、动脉血气）及心电图检查等，并根据病情进行心脏超声、肺功能等检查，完善术前的各项检查。

既往史：术前应详细询问病史，如有无贫血、低蛋白血症、糖尿病、心脏病、慢性支气管炎、尿路梗阻、便秘或腹腔积液等。根据患者造口旁疝形成的原因、年龄、身体状态及病史，制定具有针对性的术前准备和治疗护理计划。

消除增加腹内压的因素，如便秘、咳嗽等，给予相应的治疗。对吸烟者应劝其戒烟。注意保暖、避免受凉，多饮水，多吃蔬菜、水果等粗纤维的食物，保持大便通畅。手术前3日给予无渣饮食。

加强营养支持：术前保证蛋白质及各种维生素的摄入。给予营养丰富、易消化的软食，必要时还可静脉滴注氨基酸等加强营养。

（2）术前准备

皮肤准备：防止切口感染要严格备皮。

药物过敏试验：术前1日根据手术需要，给予抗生素过敏试验。

给予肠道准备：遵医嘱术前晚进行肠道准备，给予缓泻剂及肠道灌肠（经造口处灌肠），保持肠道清洁。

术日晨准备：遵医嘱给予留置胃管、尿管，要求患者禁食水8～10小时。

（3）造口定位

标准造口位置的特点如下。

患者能看清楚造口：患者取不同体位时都能看清楚造口，尤其是半卧位、坐位、站立位。造口的位置不能太低，肥胖的患者易被腹部脂肪堆挡住视线。若患者无法看到造口，即使手术后体力恢复，生活能自理，也将给患者带来护理造口时的苦恼。患者看清造口是参与自我护理的关键。

造口周围皮肤平整：造口位于平整皮肤中央，皮肤健康，无凹陷、瘢痕、皱褶、骨性凸起。造口处排泄物收集方式是黏贴造口袋，造口袋通过有黏性的底盘，能较长时间地固定于身体的某一个位置。如果皮肤不健康，有炎症、脱屑、红肿等，底盘黏性就会受到影响。皮肤不平整，底盘不能紧贴皮肤，易渗漏。避开不健康和不平整的皮肤是延长造口袋使用时间的关键。

造口位于腹直肌处：造口是人为地在腹壁上开一个口，这样腹壁上多了一个薄软处，随着手术时间延长，再加上有腹内压增加的情况，如慢性咳嗽、排尿困难、重体力劳动经常提举重物、腹水等，腹腔内活动度大的内脏如小肠、大网膜通过造口的薄弱处突向体外，形成造口旁疝。造口开口于腹直肌处可预防造口旁疝的发生。

不影响患者的生活习惯：生活中每个人穿衣习惯不同，男性的裤腰往往扎在平脐或脐以下，女性的裤腰扎在脐上。肥胖者喜欢宽松的衣服，瘦者喜欢紧身的衣服。体力劳动者经常弯腰，造口位置要低一些；久坐者造口位置要高一些；上肢功能不全或丧失的患者造口位置应适合患者的需要；脊柱侧凸的患者造口位置应在凸侧；坐轮椅者造口位置宜高一点；造口不影响系腰带，以腰带下方最为适宜。定位时应尊重患者的要求，不改变生活习惯。

（4）术后护理

生命体征及血糖监测：术后 6 小时严密观察生命体征，尤其是呼吸情况。按全麻术后护理常规，麻醉后未完全清醒者头偏向一侧以防误吸，遵医嘱给予鼻导管吸氧及心电监护，生命体征稳定后，低坡卧位，床头抬高 30°，膝部垫小枕，使之呈屈膝、屈髋位，使腹壁松弛。缓解张力，减轻疼痛，以利于伤口愈合。密切监测糖尿病患者血糖变化，将血糖控制在相对理想的水平。

呼吸道管理：协助患者翻身拍背，鼓励患者正确咳痰及深呼吸，咳嗽时注意用双手保护术区，必要时遵医嘱给予雾化吸入，协助排痰。

预防伤口感染：术后保持伤口敷料清洁、干燥，避免粪便、尿液污染伤口。

术后疼痛：术后常规应用镇痛泵，待患者麻醉清醒后给予疼痛评估，根据患者疼痛等级，给予相应处理，指导患者咳嗽、打喷嚏时用手捂住伤口，以减少伤口张力，减轻疼痛。

引流管护理：术后严密观察引流管是否通畅，引流液的颜色、性质、量等变化，并做好记录。更换引流袋时，严格无菌操作。如患者术后出现发热、腹痛、腹胀、腹膜炎体征及引流液颜色、性状发生改变，应高度警惕肠瘘，给予及时处理。遵医嘱准确记录 24 小时出入量。

饮食指导：患者术后暂禁食水，待肠道功能恢复后可根据手术情况进全流食，逐渐过渡到半流食、普食。

活动指导：主要包括三个阶段。第一阶段：患者术毕返回病房，6 小时内协助患者取去枕平卧位，并在双下肢垫软枕，垫起高度为 20°～30°，屈曲膝关节 15°，促进双下肢静脉回流，并协助患者每间隔 2 小时变换 1 次体位。在患者麻醉清醒之后，指导患者做踝关节主被动运动，具体措施：①伸曲运动。患者保持坐位或者平躺，将双下肢完全伸直，脚尖缓缓勾起，使脚尖尽可能地朝向自己，当达到最大限度后持续保持 10 秒。②环绕运动。患者同样采取坐位或者平躺的姿势，将双下肢完全伸直，再以踝关节为圆心，脚趾依次进行趾屈、内翻、背伸、外翻组合在一起的 360° 环绕。以上两种锻炼为 1 组，每组锻炼 20 次（左右脚各 10 次），每日进行 2 次。第二阶段：患者病情平稳、体力有所恢复后，指导并鼓励患者进行主动活动，方法同第一阶段，并增加抬腿训练，训练下肢肌力。患者功能锻炼应循序渐进，注意避免过度训练增加患者的疼痛感。第三阶段：鼓励患者术后第 2 日下床活动，循序渐进。

正确使用腹带：术后指导患者使用专用造口腹带，松紧程度以不影响呼吸为宜。指导患者在使用腹带的过程中若感觉腹带过紧、胸闷时，可平卧将腹带松动。进食时及餐后 1 小时内适当松解腹带，以减少腹带对腹部产生压迫的不适感。造口腹带松紧弹力差时应及时更换。

（5）造口周围皮肤并发症的护理

刺激性（粪水性）皮炎的护理：选用两件式凸面造口底盘、透明口袋，配合使用造口腰带，应用无菌生理盐水清洁造口周围皮肤后，使用造口粉喷洒于皮肤破溃处，将多余的造口粉拭去，沿造口周围皮肤喷洒皮肤保护膜（不含酒精），待干，使用防漏膏或防漏贴环覆皮肤破溃处，有利于阻隔粪便及肠液。

过敏性（接触性）皮炎的护理：使用造口底盘前，应先询问患者过敏史，必要时进行皮肤斑贴试验。对于出现过敏性皮炎的患者，在黏贴造口底盘前皮肤清洗干净，局部均匀抹类固醇类药物，保留 10 分钟，再用清水清洗干净，擦干后再贴袋。

毛囊炎、细菌感染护理：患者的皮炎是由细菌、真菌感染所导致的，可适量使用抗生素软膏、抗真菌剂涂抹于局部患处，病情较为严重时，也可全身使用抗生素。造口周围皮肤红肿患者，可使用高渗盐水敷于患处，再加上烤灯照射。此外，若患者造口周围体毛过多，极易滋生湿疹、毛囊炎，为减少此类症状的发生，应剔除患者造口周围的体毛。

造口袋的选取：在造口袋的选取上，应选择盛装容量大、不易渗漏、密闭性佳、保护效果好等优势特点的造口袋。这是由于患者经回肠造口后，排泄物较稀。手术初期在对患者使用造口袋时，选用透明造口袋，易于观察。患者经肠造口后，造口周围皮肤会形成瘢痕、凹陷及褶皱等情况，当造口袋黏胶和皮肤贴合度不高时，则会导致排泄物与皮肤接触，特别是患者排稀便时，皮炎的发生率大大升高。因此，应尽早对患者使用防漏贴环或者防漏膏等，选取与患者相适应的两件式造口袋及凸面底盘加腰带，防止渗漏，以保持造口周围皮肤的整洁、干燥。

（6）造口术后并发症的预防及护理

1）造口缺血坏死

观察黏膜颜色：造口术后 24 ～ 48 小时，严密观察造口黏膜的颜色，做到每班交接并记录，能够及时发现异常。当肠造口黏膜颜色发生变化时，应立即报告医师并密切观察肠造口黏膜变化情况。清除坏死组织，有腹膜刺激症状者需行剖腹探查术，切除坏死的肠管并行造口重建，密切观察患者的转归，防止造口狭窄和造口回缩的发生。

根据不同严重程度，处理包括：①轻度造口缺血坏死。在造口黏膜上涂撒造口护肤粉，达到让坏死的造口黏膜自溶性脱落的目的，同时可以更换造口底盘，拆除缝线，观察血运情况。轻度坏死的造口黏膜常可自行脱落，创面愈合后，造口功能不受影响。②中度造口缺血坏死。需严密观察黏膜的坏死趋向，如坏死部分不向深部扩展，健康组织与坏死区界限明确后，可清除坏死组织，按轻度方法处理后坏死黏膜脱落，再按伤口处理方法进行清洁、保护等创面的肉芽组织替代。③重度造口缺血坏死者，必要时行急诊手术切除坏死肠段，重建造口。

2）造口出血

护理预防：①改善护理流程。避免用力刺激肠造口，清洗造口时水温要低，并且使用软质材料清洗，造口底盘开口适当，避免底盘开口过小。②预防黏膜水肿。防止因造口处黏膜水肿摩擦导致黏膜糜烂出血。③观察放化疗反应。造口患者在放化疗期间注意观察患者的消化道反应，以及有无造口黏膜充血、糜烂出血。④凝血功能监测。掌握患者的凝血功能监测指标，及时发现异常并遵医嘱给予治疗。⑤观察排泄物。术后佩戴造口袋前要观察记录造口的颜色及造口周围皮肤渗出物及排泄物的颜色、性状及量；佩戴造口袋后要注意观察造口袋内容物的颜色、性状和量，如有鲜红色血性液要及时报告医师。⑥判断出血量。造口术后 48 小时内，动态观察造口黏膜的色泽，切口敷料有无渗血及造口袋、引流袋引流液的量、性状。造口袋 24 小时内有 20 ～ 30 mL 血性黏液属正常现象，造口袋内血性黏液量较多，尤其是短时间超过 50 mL 时应及时处理。

护理措施：观察到造口出血，首先去除造口袋，寻找出血部位。出血量少时，用湿润棉球或纱布稍加压迫即可止血；出血量多时用 1%肾上腺素湿纱布压迫或云南白药粉外敷后纱布压迫。有活动出血时，需要缝扎止血。如果出血部位处于造口黏膜与皮肤缝线以下，需拆开黏膜皮肤缝线，寻找出血点加以钳扎，彻底止血。

3）造口黏膜分离

护理预防：①评估患者的营养状况，遵医嘱补充白蛋白，及时纠正低蛋白症。②患者行肠造口手术前，护士应掌握患者病情，熟悉患者的手术方式和造口的类型，做好术前造口定位。③术后常规使用腹带，减轻腹部切口及造口周围的张力。④术后第 1、第 3、第 5、第 6 日更换造口袋，注意观察造口黏膜与皮肤情况，及时发现有无肠造口皮肤黏膜分离。⑤护士应掌握患者造口一般情况并做好资料记录，密切观察造口与周围皮肤愈合情况并做好记录，记录肠造口黏膜缝合处与皮肤分离深浅状况。⑥与医师沟通后，及时拆除围绕造口根部的碘仿纱布，避免久放导致大便污染造口根部，从而导致造口黏膜与周围皮肤愈合不良。⑦糖尿病患者注意血糖的监测和控制，术后血糖控制在 $7.0 \sim 10.0$ mmol/L。⑧指导患者加强营养，防止因营养差导致造口皮肤黏膜分离。

护理措施：彻底清洗伤口后评估伤口，逐步去除黄色腐肉和坏死组织，根据分离程度选用伤口敷料。如果是单侧浅层分离，分离深度小于0.5 cm，擦干创面后喷洒造口护肤粉；如果是完全深层分离，擦干创面后可以选用藻酸盐敷料充填伤口。处理完以上步骤再涂抹防漏膏或防漏贴环，黏贴造口袋，避免粪便污染伤口。完全分离合并造口回缩者，要选用凸面底盘加腰带固定。同时指导患者避免做增加腹压的动作，如患者有糖尿病，应注意饮食和用药物控制血糖，并监测血糖的变化。造口底盘一般每天更换1次，渗液多者需要每天更换，同时注意每次更换底盘时检查造口底盘被浸渍的情况，根据造口底盘被浸渍的情况确定更换底盘的频率。如果造口底盘有渗漏，需及时更换造口袋及伤口敷料。皮肤黏膜分离处愈合后，指导患者定期用手指扩肛，预防造口狭窄。

4）造口狭窄

护理预防：①术前造口定位。②指导患者及家属定时扩肛。在造口狭窄预防与治疗中，扩肛是简单而有效的方法。为预防造口狭窄的发生，应告知患者及家属扩肛的重要性，获得配合，教会患者及家属正确的扩肛方法。③指导患者住院期间及出院后规律饮食，避免进食辛、辣、生、冷、硬刺激性食物，以软食、好消化食物为主。④定期复诊。如有排气、排便异常等情况，要及时来医院造口门诊就诊。

护理措施：①轻度狭窄：可容小指或示指尖通过时，可用手指扩张造口，但注意不可损伤造口。扩张造口的方法：戴手套用小指（开始时先用小指，慢慢好转后改用示指）涂润滑剂轻轻进入造口，深度为 2 ～ 3 cm。深度造口狭窄的患者，手指扩张时应注意指尖进入造口的深度应超过造口深部紧缩处。每次手指扩张的时间为手指进入造口后停留 5 ～ 10 分钟，更换造口袋时或每日行 1 ～ 2 次扩张。对于瘢痕性体质的造口患者，需要长期进行。手指扩张时需注意：避免黏膜出血；疼痛不适时，要立即停止手指扩张；不可使用锐器扩张；手指扩张时可依次用小指、示指、大拇指进行。②中度狭窄：小指能通过时，每日行 1 ～ 2 次扩张。③重度狭窄：小指无法通过或有梗阻症状时建议手术治疗。④输尿管造口狭窄：造口大小如针尖时，置支架管，保持尿液排空正常。如因造口狭窄引起尿潴留、感染、尿液逆流应行 X 线或 B 超检查肾脏是否肿大。⑤饮食指导：轻度或中度狭窄者，适当补充粗纤维，保持大便通畅；重度狭窄者，避免进食难消化的食物，如玉米、蘑菇等，以免堵塞造口。⑥预防狭窄：对黏膜缺血、坏死、回缩、皮肤黏膜分离者，术后应定时随访，可行预防性造口扩张。

（7）出院指导

嘱患者防止感冒，养成良好的饮食和排便习惯，避免咳嗽、排便困难等导致腹压增加的各种因素。同时注意饮食结构，控制体重增长。为使补片在腹壁内不因活动而发生移位和卷曲，并与周围组织融合，出院时嘱患者继续使用造口腹带均匀包扎 3 个月，期间避免重体力活动。教会患者家属腹带的清洁与使用方法。告知患者术后腹部有硬结感是补片与人体组织相融合时的特有现象，随着时间延长，上述症状会自行好转或逐渐消失。嘱患者出院后按时复诊，出院后分别于术后第1、第3、第6、第12个月门诊复查，如发生复发或切口感染、积液、慢性疼痛等情况，及时来院就诊。

（8）健康宣教——造口日常护理

1）造口的观察

每次更换造口袋时应观察造口黏膜的血液循环，以及造口有无回缩、出血及坏死。造口部位黏膜颜色红润，富有光泽，表示血供良好，暗红色也属于正常。若黏膜呈暗紫色或黑色，说明造口肠管血供有障碍，应及时就诊。

观察造口周围皮肤，注意周围皮肤有无红肿、破溃、疼痛等现象。

观察造口袋内液体的颜色、性质和量，注意有无腹泻及便秘。

2）饮食指导

术后早期饮食注意事项：①注意饮食的营养均衡，食用高蛋白质、高维生素、高微量元素、低脂的食物；②做到少量多次用餐；③循序渐进，饮食从流质逐渐过渡到普食。

恢复期饮食注意事项：①少进食容易产气的食物，如豆类、萝卜、番薯、碳酸饮料、啤酒等。②少进食容易产生异味的食物，如洋葱、大蒜、鱼类、蛋类等。③少进食容易引起腹泻的食物，如豆类、辛辣食物、煎炸食物等。④避免进食易便秘的食物，保持大便通畅是很重要的，粪便过硬，排出时容易引起造口出血，长期便秘容易引起肠造口的脱垂。容易引起便秘的食物有番石榴、巧克力、隔夜茶等。⑤适量进食粗纤维食物。粗纤维食物可以促进肠蠕动，会增加粪便量，必要时适当控制；便秘者建议多进食粗纤维食物，能帮助粪便的形成，减少排便困难，但注意要多饮水，外出活动者少进食粗纤维食物，可减少粪便排放或造口袋更换。含粗纤维较多的食物包括玉米、芹菜、红薯、南瓜、卷心菜、叶类蔬菜等。⑥避免进食时吞入过量气体。闭上口咀嚼食物，避免进食太快，避免进食时说话。

回肠造口饮食注意事项：回肠造口者因为结肠切除后影响了水分及无机盐的重吸收，因此在水分的摄取上必须足够，每天饮水量不少于 2000 mL。回肠造口的管径小，高纤维的食物可能阻塞造口，应注意少食难消化的食物，如种子类食物（干果、坚果）、芹菜。

泌尿造口饮食注意事项：泌尿造口患者并不需要忌口，只要均衡的饮食即可。但应多喝水、多食用流食和果汁；多吃新鲜蔬菜及水果；每天的饮水量应有 2000 mL 左右。

如何处理造口对食物的反应：虽然有些食物会令造口者产生反应，但如果处理得当，其实造口者是可以随意进食其喜爱的食物的。如吃了产生气体的食物，用一些可以排气的造口袋则可以解决问题；吃了产生有臭味气体的食物，可以用不漏气味的造口袋，或使用有除臭功能的造口袋；吃了增加排泄量及频次的食物，建议多换几次造口袋，或用可排放式的造口袋。对于造口狭窄的患者，难消化的食物只要经过细嚼慢咽及适量进食，阻塞的问题就可以减轻。

3）穿衣

肠造口患者可以穿回手术前的服装。但最好避免穿紧身衣裤（裙），腰带不宜扎在造口上，以免压迫或摩擦造口，影响肠造口的血液循环。建议选择高腰、宽松的衣裤或背带裤。

4）沐浴

患者术后体力恢复、伤口愈合时，即可沐浴。无论是黏贴造口袋还是脱下造口袋，患者均能像正常人一样可以洗澡。造口如同口腔黏膜，是不怕水的，不用特别担心。但是也有几点需要注意：建议淋浴，尽量不要泡澡。淋浴是最合适的选择，泡澡会影响造口底盘的黏性。在洗澡过程中一定要注意水的温度，以免烫伤肠黏膜。洗澡过程中避免用喷头直接冲洗造口，以免造成黏膜损伤和造口周围血管团的增生。选用不含酒精、香精的沐浴液。需要了解的是，如果是回肠造口，建议带着造口袋洗澡，因回肠造口患者排便没有规律。

5）锻炼及运动

术后不妨碍适当的锻炼和运动，建议逐渐增加运动量。生命在于运动，造口者也不外，需要强调的是活动时要保护好造口，可以参加一些不剧烈的体育活动，如打太极拳、游泳、乒乓球、桌球、羽毛球、骑自行车、慢跑或者远足旅行等。游泳时，可以使用迷你造口袋，游泳前检查造口袋黏贴是否紧密，倾倒粪便，游泳后再次检查或更换新的造口袋。同样避免增加腹压的活动如举重，以防引发疝。大多数家务劳动都可以做，但要注意避免做使腹压增高的活动，以免损伤造口。篮球、足球、摔跤等运动，也应避免。如果腹压持续增大，容易造成造口脱垂。另外，家务劳动时需注意避免有棱角的家具碰伤造口。

（商玉环　杨慧琪）

参考文献

1. 古丽努尔·吾赛音 . 探讨循证护理模式在腹腔内修补术治疗造口旁疝围术期应用的价值 . 中国保健营养，2018，28（27）：131.

2. 陶亭亭 . 造口旁疝修补术患者的护理研究 . 实用临床护理学电子杂志，2018，3（3）：85，87.

3. 王佳宁，刘冬梅 . 腹腔镜造口旁疝无张力修补术的围手术期护理 . 中华疝和腹壁外科杂志（电子版），2015，9（3）：67-68.

4. 孟宪鑫 . 循证护理模式在腹腔内修补术治疗造口旁疝围术期应用的价值 . 中华疝和腹壁外科杂志（电子版），2015，9（6）：55-56.

5. 金伟飞，唐黎明，蒋美，等 . 高龄巨大型造口旁疝腹腔镜下修补术的护理 . 中华疝和腹壁外科杂志（电子版），2014，8（2）：72-74.

6. 薛皑.肠造口周围皮肤并发症的护理.首都食品与医药,2014(24):169-170.

7. 聂娜,谢玲女,肖志群,等.1例直肠癌术后造口旁疝伴肠梗阻患者的围手术期护理.世界最新医学信息文摘,2018,18(37):152.

8. 李莉梅,张娴,刘婷,等.腹膜外造口术围手术期的护理.国际护理学杂志,2016,35(9):1222-1223.

9. 孔岩,祝筠,韩芳.造口旁疝患者行腹腔内网片植入术的围术期护理.护士进修杂志,2014,29(22):2065-2067.

10. 李岩,王国英.肠道造口患者围手术期的护理体会//2014年河南省造口、伤口护理学术会议论文集.郑州:河南省护理学会,2014:62-65.

11. 陈佛.腹腔镜联合开腹手术治疗造口旁疝的护理配合.中国基层医药,2017,24(9):1377-1380.

12. 张凡凡,陈胜全.结肠造口患者围手术期的护理.哈尔滨医药,2014,34(2):162-163.

13. 李瑞清,赵静.肠造口手术患者围手术期的护理体会.中国冶金工业医学杂志,2017,34(3):298.

14. 王静,杨嫚.48例结肠造口患者围手术期护理.北方药学,2014,11(11):195-196.

15. 常绪田.老年女性Mile's术后腹壁疝修补术1例护理体会.基层医学论坛,2015,19(13):1854-1855.

16. 傅晓键,姚琪远.2017年《欧洲疝学会造口旁疝治疗指南》解读.中华胃肠外科杂志,2018,21(7):744-748.

17. 李洪杰. 护理干预在预防下肢骨折术后并发深静脉血栓的应用体会. 数理医药学杂志, 2016, 29 (4): 585-586.

18. 周翔, 赵娟, 谭岁赛, 等. 腹部手术术前备皮方式选择的研究进展. 实用临床护理学电子杂志, 2018, 3 (45): 159.

19. 王泠, 胡爱玲. 伤口造口失禁专科护理. 北京: 人民卫生出版社, 2018.

20. 司龙妹, 李朝煜, 张萌, 等.《国际造口护理指南 (第 2 版)》解读. 中国护理管理, 2021, 21 (10): 1584-1587.

由造口护理师承担术后随访工作的优势

　　肠造口护理师又称造口治疗师，是指负责造口的护理、预防及造口并发症的护理，并为患者及家属提供咨询服务，包括心理、康复护理，以及各种慢性伤口处理、失禁患者的护理，以使上述患者完全康复为最终目的专业护理人员。全球造口者每年有数十万之多，据推测我国每年也有 10 万人因各种原因接受造口手术治疗。目前我国肠造口手术年开展约 10 万例，现存患者约为 100 万例，随着结直肠癌发病率的上升，造口术执行率仍逐年上升，患者生存期越来越长，造口疝发病率也随之上升。造口以肠造口最多，其次是尿路造口、胃造口、气管造口等。外科医师多着重造口手术，很少关注造口护理，而护士又缺乏相关知识、护理不当，因此现代造口术早期，医师把患者从死亡线上挽救回来，但造口带来的麻烦或并发症，又使患者陷入痛苦之中。美国外科医师坦波（Turnbull）为造口者倾注了极大的爱心，培养出世界上第一个专业造口治疗师 NormaGill，并首先提出造口治疗是一门新兴的科学——造口治疗学。

肠造口旁疝的治疗对于外科医师来说是一个较为棘手的问题，手术本身存在很多不确定的因素，如感染、复发、肠管损伤、肠瘘、肠麻痹等并发症，这也是疝外科领域中的难点。由于造口肠管的存在，在修补时不能完全关闭腹壁缺损，因此术后复发率高于其他切口疝。在当前中国医疗改革环境下，结肠造口术后患者出院时间提前。住院时间越短，患者和他们的家人在回家之前可以在医院学习自我护理的时间就越少。此外，大多数患者不能接受结肠造口手术，也不准备在手术后立即获得自我护理技能。患者通常需要数周时间来建立一个常规的造口护理程序。因此，对患者进行持续的随访教育，对于帮助其尽快适应永久性造口并恢复正常生活至关重要。造口护理师作为负责腹部造口的护理、预防及治疗肠造口并发症，为患者及家属提供与肠造口有关的咨询服务和心理护理，以使患者完全康复为最终目的的专业护理人员，在造口的护理及随访工作中起关键作用，并能使术后随访工作更具有优势。

1. 造口护理师的工作职责

造口护理师的工作职责包括造口、慢性伤口及失禁护理三部分，同时负责院内外会诊、咨询工作，以及教学培训工作、对外交流及护理科研等。其中造口护理包括：①肠造口、泌尿造口术前定位，术前探访及心理辅导，术后造口观察、更换造口袋、造口拆线，指导患者及家属换袋技术，提供和协助选择造口袋，术后宣教及出院指导。②造口并发症的预防和处理，定期组织造口患者联谊会及义诊活动，实施健康教育、现场咨询和电话咨询等。③慢性伤口护理包括压疮的预防及护理，术后伤口感染、脂肪液化的处理，以及瘘管的渗液处理和皮肤护理，如动静脉溃疡、糖尿病足、外伤性溃疡、输液渗漏皮肤组织坏死、烧烫伤、放射性溃疡等。失禁护理包括大小便失禁、患者肛周皮肤问题预防及处理、膀胱功能训练和盆底肌肉训练等，其中术后随访工作起关键作用。

2. 造口护理师术后随访方式

（1）开设造口门诊

造口护理师亲自应诊，为患者提供免费咨询、指导及对症治疗等服务，也为患者提供了一个极好的倾诉难言之隐的场所，帮助造口患者解决实际问题。采取图片、文字介绍、示范或讲解等多样形式，将国际上最先进的造口护理技术服务于造口患者。

（2）定期举办造口联谊会

通过造口联谊会将家庭的关爱、朋友的关心、社交活动和造口护理师提供的专业护理服务联系在一起，是促进造口患者心理康复的最佳途径。通过举办造口联谊会，造口者可以认识更多的造口朋友，造口者之间互相鼓励，交流造口护理的经验和体会，可减轻造口者的孤独感，增强生活的信心，对促进其心理康复有着积极的作用。

（3）患者出院后的电话随访

造口患者出院后，造口治疗师定期进行电话随访和个别护理指导，将院内的健康教育延伸到院外，满足不同个体、不同时期、不同健康状态患者的专业护理知识需求，可有效地促进患者对造口护理知识的掌握。

3. 造口护理师术后随访及干预内容

随访内容包括患者饮食、排便、造口黏膜及周围皮肤状况、并发症、造口护理、生活、心理及复诊等。术后常见的并发症：随访患者腹部体征的变化，如是否有腹胀、腹痛、恶心、呕吐、停止排气排便等肠梗阻临床症状；是否有造口周围皮肤溃疡、造口肠黏膜颜色异常、造口脱垂、造口出血、造口塌陷、造口周围出现包块等。

干预内容包括肠造口患者及家属心理健康咨询、肠造口护理知识指导、日常生活及饮食指导等。①心理咨询：针对患者不同的心理问题，造口护理师要以朋友的身份与患者建立信任关系，耐心听取患者及家属存在的问题，采取一对一指导，宣讲结肠造口的基本知识，消除患者及家属的恐惧，使患者认识到造口只是改变了排便部位，只要正确认识、科学对待，完全可以投入到美好的生活中。②日常生活指导：包括锻炼、运动、工作、衣着、淋浴、性生活等注意事项。③饮食指导：除非患者合并糖尿病、高血压等其他疾病，否则一般不需特殊忌口，可多吃水果和蔬菜，以利于排便通畅。④肠造口护理知识指导：包括造口用品的选择、正确使用及造口并发症的认识、预防和处理。

4. 造口护理师术后随访工作的优势

（1）改善患者心理状态，促进术后恢复

造口旁疝患者往往伴有沉重的心理负担，同时并发症严重损害患者自信心，患者往往有后悔等情绪，认为自己护理不足，且经济负担过重、家属不支持等都进一步加重患者心理负担。造口旁疝患者对术后切口愈合情况更会产生紧张及焦虑心理，心理压力非常大，而多存在焦虑紧张心理，严重者甚至悲观、绝望，导致免疫力的下降，对术后康复产生不利影响。造口护理师术后随访并凭借自己精湛的专业知识与丰富的临床经验与患者进行沟通交流，针对性地对患者所提出的问题进行细致耐心的解释，适时给予安慰与鼓励，加强心理疏导，可改善患者心理状态，提高患者战胜疾病的信心，并促进患者术后恢复。

（2）及时解决患者术后所出现的问题

术后随访过程中患者可以将自己的康复情况和造口自我护理情况详细汇报给造口护理师，护理师会及时有效地为他们提供解决问题的建议，并及时解决患者术后所出现的问题，这能有效地防止患者病情的进一步恶化，从而有助于促进患者术后恢复。

（3）缩短患者恢复正常生活的过程

造口患者在日常生活中遇到许多问题，需要确定最合适的生活方式，包括饮食、洗澡等活动。大多数患者希望术后能享受正常的生活。造口护理师的随访能有效地改善患者生活质量，及时地解决患者所出现的问题，缩短了患者适应时间，帮助患者更快地恢复正常生活。

（4）传授专业的健康知识可预防并发症的发生

肠造口手术后，患者非常需要专业化的健康教育，不仅在造口护理方面需要相关的技能指导，而且在日常生活中的饮食、活动和休息、洗浴、社交方面也需要相关的健康知识。造口护理师凭借所接受的专业化知识培训，以及多年从事肠造口护理工作的临床经验，对患者及家属进行个体化、针对性的健康教育及技能指导，可提高患者及家属造口护理技能，预防造口相关并发症的发生。

（5）专业的判断能力可阻断并发症的扩展

造口术后需更换造口袋，密切观察肠造口黏膜颜色、有无水肿及其周围皮肤情况，早期发现异常并及时处理。造口护理师随访过程能及时发现问题并能够运用扎实的专业知识评估患者造口情况，发现存在及潜在的问题，并利用熟练的技能进行相应的护理，解决问题，减轻患者的病痛，促进愈合。

（6）延续性护理可提高患者的生活信心

患者出院后在康复过程中所面临的问题比较突出，需要医疗护理人员为其提供专业性、针对性的家庭照顾知识和技能培训，帮助患者及家属掌握正确的饮食方法、合理的康复运动、规范的造口护理技能、相关并发症的预防措施，并及时解答患者所咨询的问题。造口护理师可为出院患者提供后续的随访、定期复诊和咨询服务，帮助患者应对造口术后身体及心理上的改变，提高造口的自我管理能力及家属的照护能力，促进患者术后日常生活能力的恢复，提高患者的生活质量和生活信心，帮助其重归社会。

（7）降低患者造口周围粪水性皮炎发生率

造口护理师的随访工作及健康教育、技能指导等护理服务能帮助患者及家属更快、更好地掌握造口袋的排放方法和更换方法，提高家属及患者出院后的造口护理水平。患者及家属造口护理水平的提高可减少粪水渗漏情况的发生，降低造口周围粪水性皮炎的发生率，减轻患者的痛苦。

（8）改善患者的生活质量

肠造口手术改变了患者的正常排便途径，术后患者不能随意控制粪便的排出，直接影响了患者的躯体功能，而且身体外观的改变会给患者造成较大的心理负担，多数造口患者在术后容易出现焦虑、抑郁、自卑等心理问题，严重者甚至会产生社交障碍，导致患者的康复问题越来越突出。造口术后，如果患者不能很好地适应身体、心理上的改变，则其生活质量将受到很大影响。

众多研究结果显示大部分造口患者术后处于中低度适应水平，生活质量较差，处于中下水平。造口的护理不当不仅影响患者的躯体功能，导致睡眠障碍、精力不足，而且影响其社会、心理功能，其中以患者的性功能、工作与学习、业余生活受影响最严重。此时，造口护理师的随访工作及护理干预就显得尤为重要。其可使患者在情绪上、对疾病的认知上、社会和社交活动上，尤其是针对肠造口的心理、生理和生活处理上都有积极的变化，总体提高了患者的生活质量。此外，造口患者住院期间由于各种原因，往往未能熟练掌握造口护理方法和并发症的预防知识，造口并发症的发生率较高，严重影响患者的生活质量。以往造口患者出院后遇到问题时可以得到帮助的途径少，只能到病区或门诊找医师，干扰了病区的医疗秩序，且在造口护理知识、饮食知识、造口袋的选择与购买等方面很难得到满意的答案。造口护理专科门诊的开设使患者有了解决造口护理问题的途径。患者出院后 2 周内复诊 1 次，之后每月复诊 1 次至术后半年，然后每 3 个月 1 次至术后 2 年，有效地预防和减少了造口并发症的发生，使已发生的造口并发症也得到及时的治疗。另外，造口护理师每年举办 2 次形式多样、内容丰富多彩、气氛活跃的造口患者联谊会及义诊活动，为造口患者提供交流的平台，提高了造口患者的生活质量。

总之，随访干预是当前健康教育的一种新形式，可以有效地帮助医务人员与患者及其家属之间建立良好的互动关系，促进和维护患者的健康，是一种医院走向社会的形式，贯穿于患者出院后的跟踪治疗和康复过程，能进一步强化患者自我健康意识，帮助患者实现生理、心理、社会的全面康复，提高患者的生活质量，使患者早日回归社会。造口护理师术后随访能够全面掌握患者的生理、心理状态及社会、文化、精神状况，是能及时解决患者问题、为患者提供心理支持、缩短患者恢复正常生活过程的一种方便有效的方法。此外，造口护理师术后随访可以有效防止肠造口术后各类并发症，不仅能够提高患者及家属的造口护理技能，而且能够帮助患者树立回归社会的信心，改善其心理状态，提高患者自我效能，促进其生活质量的改善，使患者术后生活质量有所提高。

（艾克拜尔·艾力　赛米·赛麦提）

参考文献

1. GILL N. An early history of WCET. World Council of Enterostomal Therapists Journal, 2000, 20（1）：8-10.

2. 谢康康，范永田. 奥沙利铂联合替吉奥治疗晚期结肠癌临床观察. 药物流行病学杂志，2014，23（10）：593-595.

3. 张德辉. 替吉奥联合奥沙利铂在晚期结肠癌化疗治疗中的临床效果及不良反应观察. 中国卫生标准管理，2014，5（22）：91-92.

4. 万德森. 加速我国造口治疗师的培养——回顾过去，展望未来. 现代临床护理，2008，7（5）：1-2.

5. JÄNES A, CENGIZ Y, ISRAELSSON L A. Preventing parastomal hernia with a

prosthetic mesh：A 5-year follow-up of a randomized study. World Journal of Surgery，2009，33（1）：118-121.

6. JÄNES A，WEISBY L，ISRAELSSON L A. Parastomal hernia：Clinical and radiological definitions. Hernia，2011，15（2）：189-192.

7. 黄漫容，成守珍，陈玉英，等 . 造口治疗师开展专科护理的实践及护理成效 . 现代临床护理，2009，8（9）：32-34.

8. 胡爱玲，张美芬，陈妙霞，等 . 肠造口患者的适应与社会支持状况及其相关性研究，2009，24（22）：31-33.

出版者后记

Postscript

　　科学技术文献出版社自 1973 年成立即开始出版医学图书，40余年来，医学图书的内容和出版形式都发生了很大的变化，这些无一不与医学的发展和进步相关。《中国医学临床百家》从 2016年策划至今，感谢 700 余位权威专家对每本书、每个细节的精雕细琢，现已出版作品近 200 种。2018 年，丛书全面展开学科总主编制，由各个学科权威专家指导本学科相关出版工作，我们以饱满的热情迎来了《中国医学临床百家》丛书各个分卷的诞生，也期待着《中国医学临床百家》丛书的出版工作更加科学与规范。

　　近几年，中国的临床医学有了很大的发展，在国际医学领域也开始崭露头角。以首都医科大学附属北京天坛医院牵头的CHANCE 研究成果改写美国脑血管病二级预防指南为标志，中国一批临床专家的科研成果正在走向世界。但是，这些权威临床专家的科研成果多数首先发表在国外期刊上，之后才在国内期刊、会议中展现。如果出版专著，又为多人合著，专家个人的观点和成果精华被稀释。为改变这种零落的展现方式，作为科技部主管、中国科学技术信息研究所主办的中央级综合性科技出版机构，我们有责任为中国的临床医师提供一个系统展示临床研究成果的舞台。为此，我们策划出版了这套高端医学专著——《中国医学临床百家》丛书。

"百家"既指临床各学科的权威专家，也取百家争鸣之义。

丛书中每一本书阐述一种疾病的最新研究成果和专家观点，按年度持续出版，强调医学知识的权威性和时效性，以期细致、连续、全面展示我国临床医学的发展历程。与其他医学专著相比，本丛书具有出版周期短、持续性强、主题突出、内容精练、阅读体验佳等特点。在图书出版的同时，同步通过万方数据库等互联网平台进入全国的医院，让各级临床医师和医学科研人员通过数据库检索到专家观点，并能迅速在临床实践中得以应用。在与作者沟通过程中，他们对丛书出版的高度认可给了我们坚定的信心。北京协和医院邱贵兴院士说"这个项目是出版界的创新……项目持续开展下去，对促进中国临床学科的发展能起到很大作用"。北京大学第一医院霍勇教授认为"百家丛书很有意义"。我们感谢这么多临床专家积极参与本丛书的写作，他们在深夜里的奋笔，感动着我们，鼓舞着我们，这是对本丛书的巨大支持，也是对我们出版工作的肯定，我们由衷地感谢作者的支持与付出！

在传统媒体与新兴媒体相融合的今天，打造好这套在互联网时代出版与传播的高端医学专著，为临床科研成果的快速转化服务，为中国临床医学的创新和临床医师诊疗水平的提升服务，我们一直在努力！

科学技术文献出版社

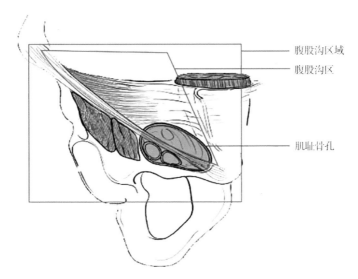

彩插 1　腹股沟区域、腹股沟区和肌耻骨孔的关系

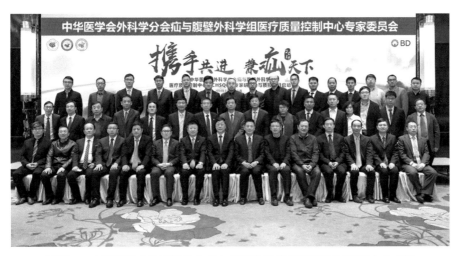

彩插 2　中华医学会外科学分会疝与腹壁外科学组医疗质量控制中心成员

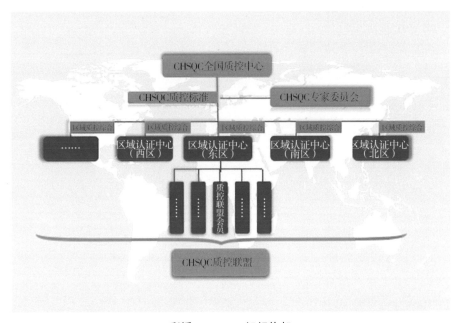

彩插 3　CHSQC 组织构架

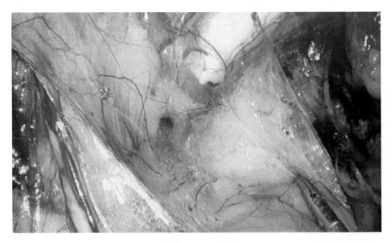

彩插 4　死亡冠

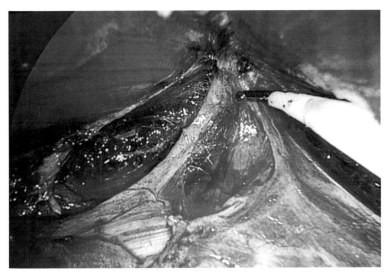

彩插 5　腹腔镜脐疝腹膜外修补术（eMILOS）回纳脐疝疝囊后

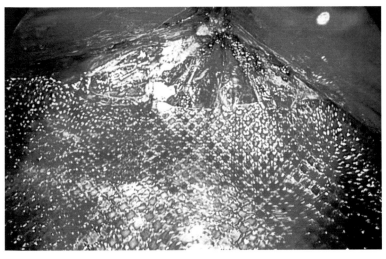

彩插 6　腹腔镜脐疝腹膜外修补术（eMILOS）放置补片